中華醫學會腎臟病學分會

肾脏病科普丛书

正确对待尿毒症

ZHENGQUE DUIDAI
NIAODUZHENG

主　编　刘志红
执行主编　刘章锁

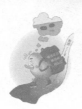 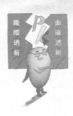 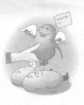

郑州大学出版社

郑州

图书在版编目(CIP)数据

正确对待尿毒症/刘志红主编. —郑州:郑州大学出版社,
2013.9(2016.8 重印)
　(肾脏病科普丛书)
　ISBN 978-7-5645-1581-2

　Ⅰ.①正…　Ⅱ.①刘…　Ⅲ.①尿毒症-防治-普及读物
Ⅳ.①R692.5-49

中国版本图书馆 CIP 数据核字 (2013)第 224890 号

郑州大学出版社出版发行
郑州市大学路 40 号　　　　　　　邮政编码:450052
出版人:张功员　　　　　　　　　发行部电话:0371-66966070
全国新华书店经销
河南文华印务有限公司印制
开本:710 mm×1 010 mm　1/16
印张:6.25
字数:99 千字
版次:2013 年 9 月第 1 版　　　　印次:2016 年 8 月第 3 次印刷

书号:ISBN 978-7-5645-1581-2　定价:26.00 元
本书如有印装质量问题,由本社负责调换

编委名单

主　　编　刘志红（院士　南京军区南京总医院）

执行主编　刘章锁（教授　郑州大学第一附属医院）

编　　委　（按姓氏笔画排序）

叶文玲　刘　芳　刘　宏　刘必成

刘茂东　李贵森　张　春　陈　旻

陈　崴　郁胜强　周秋根　周晓玲

赵占正　胡伟新　姜　虹　姚　丽

郭明好　章海涛　梁献慧　谢静远

秘　　书　梁献慧

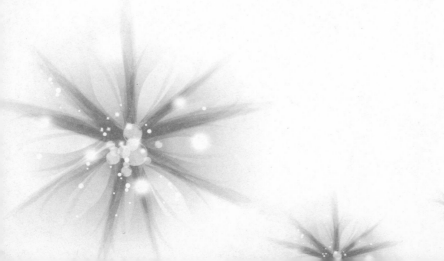

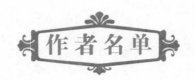

作者名单

主　　编	刘志红
执行主编	刘章锁
本书编者	（按姓氏笔画排序）

马晓波　王　锋　方　艺　方　建

刘　宏　刘　莺　汤晓静　严玉澄

李振元　李海明　吴晓静　陈　靖

陈江华　郁胜强　俞海瑾　姜　虹

黄洪锋　韩　飞　谢静远　靳远萌

序

　　以患者为中心，是当代医学最突出的特征。它要求医生不仅从生理、病理、病因、治疗选择等方面来帮助患者解除病痛，更要求他们能与患者一起感受并体会生命的痛苦与快乐，人性的卑微与崇高，死亡的过程与意义。而要做到这一点，医生依据自己的专业知识，借助深入浅出、通俗易懂的科普读物，帮助患者了解疾病的过程及治疗选择，普及疾病的防治知识，将有助于在医生、患者及家属之间进行更深层次的沟通，在充分尊重患者的基础上提供更人性化的医疗服务。因此，从这个意义上讲，普及医学科学知识、传播防病治病的基本常识，不仅是医务工作者仁心仁术的展现，也是他们义不容辞的职责。

　　中华医学会肾脏病学分会(CSN)组织全国近20位理论扎实、经验丰富的肾脏病专家编写了这部肾脏病科普丛书，其中很多专家是在中国肾脏病学界开始崭露头角的学会的青年委员。丛书共分4册，16部分，内容涵盖了原发性肾脏病和多种继发性肾脏病，从早期预防谈到了尿毒症的治疗，从日常饮食谈到了治疗用药，从如何应对各种病症谈到了提高生活质量的重要性。该丛书多采用疑问式或比喻式命题，文字浅显易懂，编排生动有趣，图文并茂，引人入胜，不愧是一套集科学性、通俗性和艺术性为一体的优秀的肾脏病科普丛书。

慢性肾脏病是我国常见的重大慢性疾病之一，并以其患病率高、治疗费用高、病死率高成为危害人类健康的公共卫生问题。在全社会提高对肾脏病的知晓度，加强肾脏病的早期预防，提高肾脏病的诊治水平是中华肾脏病学会的重要任务之一。本丛书的出版发行是我们践行学会宗旨，服务社会的具体行动。在此，我郑重地向广大肾脏病患者及其家属们，向相关医护人员和社区服务人员推荐此套丛书，希望你们能结合自己的需求，通过阅读此书，了解人体的肾及其功能，认识肾脏病的表现，在明白肾脏病是一个常见病和危害人体健康疾病的同时，也知道慢性肾脏病是一个可以预防和治疗的疾病。

在此，我向参加本科普丛书编写的所有专家和其他工作人员表示衷心的感谢，特别要感谢本丛书的执行主编刘章锁教授和他所带领的团队为这项工程所付出的努力和辛劳，同时也要感谢刘必成教授和胡伟新教授对本书的审校和提供的专业咨询。本套丛书的出版得到了国家 973 计划"常见肾小球疾病发病机制及其早期诊断"项目的资助，NO. 2012CB517600（NO. 2012CB517606）。希望本丛书能为慢性肾脏病的科普做出点滴贡献，希望我们的努力能为广大肾脏病患者提供科学有用的知识，并给他们带来更多的福祉。

刘志红

中国工程院院士

中华医学会肾脏病学分会主任委员

2013 年 8 月

前言

这是一个追求健康的时代，这是一个顾不上健康的时代；

这是一套普通的科普，这是一套不普通的科普；

这是为患病的人写的，这是为未病的人写的。

世界上，每个人惧怕什么是不完全一样的。但有一样大抵都怕，那就是病。在这些病里，如果可以选择，肾脏病至少也不是人们想要的那种。据调查，每个人都爱自己的肾，都烦肾脏病。但我们的爱和恨并不能改变这个世界。

假如我们能了解肾，了解肾脏病，那么就可以改变一些东西，从而使事物朝着有利于我们健康的方向发展。但您不是医生，只是"普通百姓"，那就从这套科普丛书开始吧。

此系列丛书由刘志红院士亲自领导，由全国近 20 位经验丰富的肾脏病专家编纂。丛书共分 4 册、16 部分、80 个问题，从原发肾脏病谈到继发肾脏病，从饮食谈到用药，从预防谈到治疗，从生活谈到生存。每册由一名中华肾脏病学会全国委员审核把关，保证了此套丛书的科学性；每部分由一位中华肾脏病学会青年委员负责编写，保证了此套丛书的科普性；每个问题分给一个普通居民或患者试读提议，保证了丛书的可读性。丛书在编写过程中，或从编者手头的一个病例入手，或从一个普通居民讨论的热点入手，或从社会

1

关注的一个焦点入手,用通俗易懂的语言,引入要说明的肾健康问题,力求深入浅出,用最通俗的语言普及最专业的肾脏病知识,让每个人都能读,都能读懂。此外,每个问题前引言和插图的巧妙应用是本套系列丛书的另一大特色,每条引言,皆经我们反复琢磨、仔细推敲,以求风趣易懂、言简意赅;每幅插图,皆由美编亲自设计、潜心力作,以求合题合意、优质精美。

诚然,作为科普丛书,个别措词与专业书籍难免有一定出入,因此,此书仅仅是一部科普丛书,它所提供的信息并不完全等同于医生的医嘱,不能照本引用。由于时间仓促、工作量大,编者水平所限,书中错误在所难免,真诚地希望广大专家不吝赐教,也希望广大读者批评指正。

刘章锁

郑州大学第一附属医院

郑州大学肾脏病研究所

2013 年 8 月

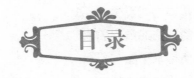

目录

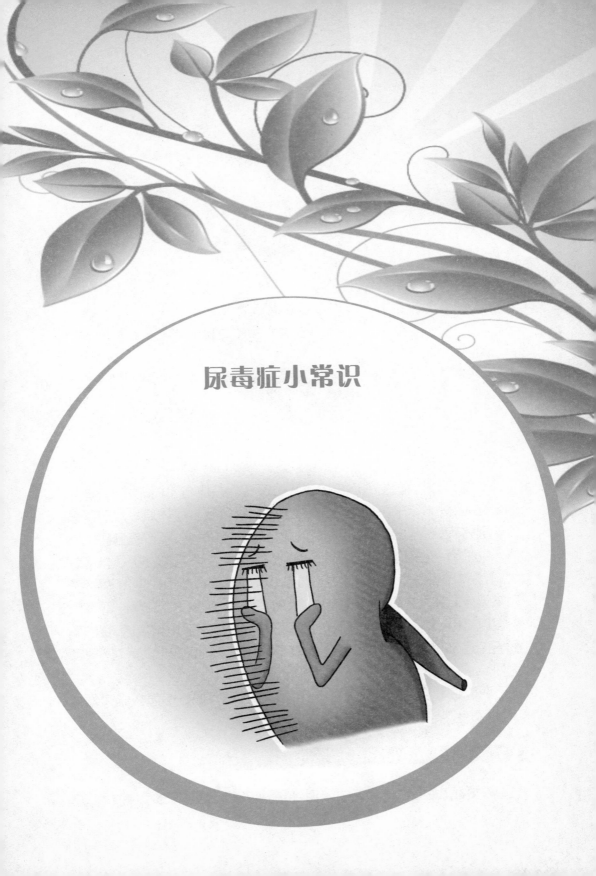

尿毒症小常识

突然"发生"，还是突然"发现"

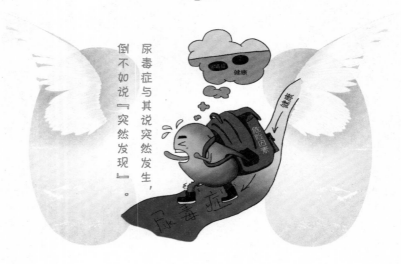

尿毒症与其说突然发生，倒不如说"突然发现"。

　　本周，肾科刘医生一连接诊了两位患者。一位是 40 多岁的公司经理张先生，近半年来感到乏力，以为工作太累所致。可休息一段时间后无明显好转，甚至出现双下肢水肿，爬楼后心慌、气喘，不得已到医院就诊。经检查，他的血肌酐值接近 900 微摩/升！另一位是 60 多岁的李大妈，近 2 个月来恶心、呕吐、食欲差，以为是胃炎，服用一些"保胃药"后未见效。子女带她到消化科就诊，做了胃镜，诊断为"浅表性胃炎"，继续以"保胃药"治疗 1 个月，仍然无好转。今天来消化科复诊，查血肌酐值接近 800 微摩/升，转至肾科就诊。两位患者都被诊断为"尿毒症"！

　　两位患者及其家人很受打击，百思不得其解：好好的怎么就突然得了"尿毒症"？

尿毒症：慢性肾脏病第 5 期 ◀◀◀

　　尿毒症，即慢性肾衰竭终末期，是各种慢性肾脏病进行性发展，造成肾结构损害和纤维化,肾功能进行性下降而引起的一系列临床症状的综合征。在慢性肾衰竭发生早期,由于肾功能代偿,机体内毒素潴留较少,患者可以无明显临床症状,因此也不容易被发现。当肾损害达到一定程度,肾功能无法代偿时,机体内毒素潴留,同时水电解质和酸碱平衡紊乱,便会引起轻重不等的一系列症状,如乏力、食欲缺乏、恶心、呕吐、面色苍白、抽筋、体力下降、气短、水肿、夜尿增多或尿量减少等。严重者还会出现精神症状,患者烦躁、睡眠差、胡言乱语、嗜睡,甚至昏迷,个别患者还可能心搏骤停。

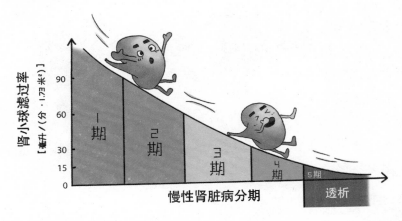

根据美国国家肾脏病基金会(NKF)1999 年制定的 K/DOQI 指南(Kidney Disease Outcomes Quality Initiative,肾脏病生存质量指导),尿毒症为慢性肾脏病第 5 期(CKD 5 期),此时患者肾小球滤过率(GFR)小于 15 毫升/分或已经透析治疗。

尿毒症:多器官系统功能失调

肾就像是 24 小时工作的"清洗工厂",是人体的主要排泄器官。它不停地滤洗血液,排出身体里的废物和多余的水分,形成尿液。此外,肾还可以产生多种生物活性物质,如肾素、促红细胞生成素、前列腺素、血管舒张素、激肽和 1α-羟化酶等,参与调控血压和水盐代谢、刺激骨髓制造红细胞等。正是因为肾具有这些重要作用,一旦肾无法正常工作,不能把身体里的废物和多余的水分排出去,这些代谢废物无处可去,就会在身体里蓄积起来,严重危害健康。当慢性肾脏病发展到尿毒症阶段时，可出现胃肠道功能紊乱、营养不良、贫血、动脉硬化、心力衰竭、肾性骨病、皮肤瘙痒、水电解质和酸碱平衡紊乱、尿毒症脑病等，其中心血管并发症的发生率及死亡率远远高于一般人群。

尿毒症时这些脏器功能障碍的临床表现几乎可同时出现，也可能以某一脏器功能受损为突出表现，如许多患者主要表现为恶心、呕吐，误以为"胃炎"而到消化科就诊，有些主要表现为皮肤瘙痒而到皮肤科就诊，有些仅感觉乏力误认为贫血而补血治疗，从而耽误了尿毒症的诊治。

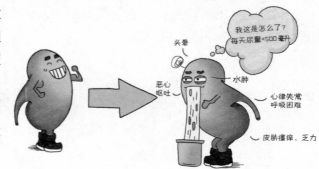

因此，我们必须了解尿毒症的临床表现既有多样性，又具有非特异性的特点，当出现上述某一症状，且处理后无明显好转时，要及时去肾科就诊，明确有无肾衰竭。

◀ 尿毒症：隐蔽的杀手 ◀◀◀

人体有两个肾，每个肾约有 100 万个肾单位。肾单位是肾产生尿的基本结构和功能单位。正常情况下，这 100 万个肾单位也"排班"，大家轮流工作、休息，一半的肾单位上岗工作即可维持人体的基本需要。如果由于某些疾病，部分肾单位受损，其余部分则会加班加点地工作，从而保证人体的需要。当残余的肾单位减少到 20% 左右时，患者仍然可能没有不适感觉。

此外，肾是由内脏神经支配的，而且神经主要分布在肾的包膜上，因为不是躯体神经所支配，所以疼痛的感觉不敏锐。只有当病变从局部向外周发展侵犯到肾包膜时，才会有疼痛的感觉。所以，疾病在侵入肾时人体并没有什么感觉，肾自己在悄悄地与疾病做斗争，强忍着不发出痛苦的"呻吟"声。由于没有疼痛，往往使人们麻痹大意，以为不痛就不会有什么大病。肾在不知不觉中逐渐发生纤维化，直到病变由肾局部累及大部分肾时，或导致肾的功能出现障碍，表现出水中毒、氮质血症等肾功能不全时，人们这才意识到肾有病了。

需要特别指出的是，由于患者的肾受损是个缓慢的过程，部分患者也能逐渐适应这种改变而没有明显不适的感觉，仅仅有乏力、体力下降、食欲下降等表现。但是，尿毒症所致的心、脑、血管、骨髓等许多器官的损害都在逐渐加重、无声无息地发展，等到临床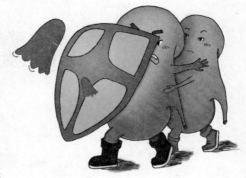出现明显不适时，可能已经造成脏器功能不可逆的损害。因此，我们要高度重视尿毒症这个隐蔽的无声杀手。

综上所述，部分尿毒症患者常常没有明显的感觉，容易忽视。加上一些肾脏病进展缓慢，患者逐渐耐受了，导致很多患者直到尿毒症期，出现了并发症以后，才到医院诊治，发现患有尿毒症。还有一些尿毒症患者的症状以肾外表现为主，有的像张先生一样，表现为乏力，常被误认为是劳累所致；有的像李大妈一样，以食欲缺乏、恶心、呕吐为表现，易被当作胃肠道疾病来治疗。上述肾外表现往往容易掩盖肾本身的病变，导致患者选错科、看错病，以致治标不治本，延误了宝贵的治疗时机。因此，对于疑似肾脏病，特别是糖尿病、高血压、冠心病等慢性肾脏病的高危人群定期进行体检，进行尿常规、血常规、肾功能、电解质及肾B超的检查，有助于发现尿毒症。

总之，尿毒症不是突然"发生"的，而是突然"发现"的。多留意尿毒症的"蛛丝马迹"，早期发现、早期治疗肾疾病，是防治尿毒症的关键。

如何识别尿毒症

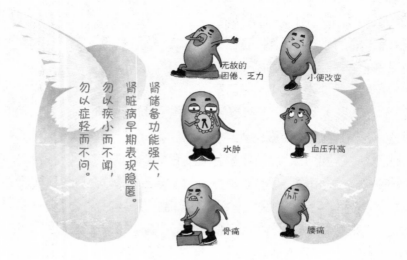

肾储备功能强大，肾脏病早期表现隐匿。勿以疾小而不闻，勿以症轻而不问。

无故的困倦、乏力

小便改变

水肿

血压升高

肾痛

腰痛

　　小王今年刚 30 出头，是个出租车司机，最近一年时常觉得累，并且腰酸，非常担心自己患上了尿毒症，以致食无味、睡不香。那么，如何识别尿毒症呢？尿毒症都有哪些"蛛丝马迹"呢？

尿毒症的常见病因

　　可以导致尿毒症的病因非常复杂，几乎所有慢性肾脏病如不及时治疗都可能发展到慢性肾衰竭。

　　1. 各种病理类型的慢性肾小球肾炎、肾小管间质疾病，如慢性肾盂肾炎、慢性间质性肾炎、肾小管酸中毒等。

　　2. 心血管疾病，如高血压肾脏病、多种血管炎、肾动脉狭窄等。

　　3. 代谢性疾病，如糖尿病肾病、尿酸肾脏病、淀粉样肾脏病等。

　　4. 风湿免疫病，如狼疮性肾炎、紫癜性肾炎、系统性硬化症或血管炎引起的肾损害。

5.血液系统疾病,如多发性骨髓瘤、淋巴瘤或白血病、镰状红细胞贫血。

6.肾毒性物质(如汞、铅、砷等),肾毒性药物(如某些抗生素、造影剂),长期滥用止痛剂,一些中药也可引起慢性肾衰竭。

7.反流性肾脏病或梗阻性肾脏病,遗传性疾病如眼-耳-肾综合征、先天性肾病综合征、多囊肾等。

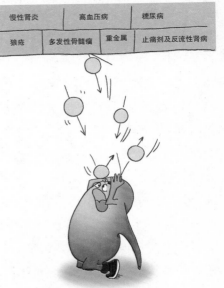

尿毒症的病因

| 慢性肾炎 | 高血压病 | 糖尿病 |
| 狼疮 | 多发性骨髓瘤 | 重金属 | 止痛剂及反流性肾病 |

在国外,引起慢性肾衰竭的病因按照发病率高低排序,依次为糖尿病肾病、高血压肾脏病、慢性肾小球肾炎、多囊肾等,而我国慢性肾衰竭的病因以慢性肾小球肾炎为主,其他包括糖尿病肾病、高血压肾脏病、多囊肾、梗阻性肾脏病等。但近十余年国内糖尿病肾病、高血压肾脏病等发生率急剧上升,应该引起大家的重视,尤其是患有上述疾病者更要提高警惕,定期体检。

◀ 尿毒症早期的蛛丝马迹 ◀◀◀

1.无故的困倦、乏力　这是尿毒症较早的表现,但最容易被忽略。因为引起困倦和乏力的原因实在是太多了,特别是那些在事业上"全力搏杀"的人,大多将之归咎于工作紧张和劳累。若稍加休息而症状好转,则更易被忽视。

2.尿量改变　正常人每天的尿量为 1 000 ～ 2 000 毫升,平均 1 500 毫升。由于肾过滤功能下降,部分患者随病程进展尿量会逐渐减少。24 小时尿量少于 400 毫升,或每小时尿量少于 17 毫升者,称为少尿。每 24 小时尿量少于 100 毫升者,称为无尿。尿量减少是肾功能受损的指标,但是需要引起大家注意的是,在某些情况下,肾功能受损表现为"不是少尿,往往多尿",尿量可以正常,甚至多尿,但由于尿液中所排除的毒素减少,质量下降,也不能排出体内过多的废物,所以,在一定程度上尿量并不能完全说明肾功能的好坏。无论尿量增多还是减少,都可能是肾脏病的表现,特别是夜间多尿往往是慢性肾脏病的信号。夜尿增多是指夜尿量超过 750 毫升,或超过白天尿量。

3. 贫血 正常人的肾除了有产生尿液、清除体内毒素的作用外,还有一个作用,就是参与骨髓造血的功能。这是由于健康肾能够分泌一种叫作促红细胞生成素的物质,它在人体造血过程中,就像红细胞的催熟剂一样,通过促进红细胞的分化与成熟来帮助机体产生正常的红细胞。慢性肾衰竭时,随着肾功能的减退,分泌促红细胞生成素的肾间质细胞受损,导致促红细胞生成素合成不断减少,便会出现贫血。此外,随着肾功能减退,患者出现恶心、呕吐、食欲差,导致造血原料叶酸、铁的摄入不足,贫血进一步加重。同时,由于慢性肾衰竭,肾排毒功能下降,导致尿毒症毒素无法彻底清除,在体内不断蓄积,直接抑制骨髓造血,并可导致红细胞寿命缩短、脆性增加,红细胞自身溶解,或可通过引起失血(如鼻出血、牙龈出血、胃肠道出血、月经过多等)加重贫血。

4. 尿毒症面容 尿毒症患者由于贫血、尿色素沉着于皮肤,再加上面部有些水肿而形成的特征性的面容,称为尿毒症面容。

5. 皮肤瘙痒 ①尿毒症患者由于氮质代谢产物潴留,刺激皮肤,以及皮脂腺和汗腺萎缩,导致皮肤干燥,引起瘙痒;②尿毒症存在甲状旁腺功能亢进的患者几乎无一例外地有瘙痒;③尿毒症患者对钙磷的调节能力下降,当高磷血症或钙磷乘积异常升高时,可引起转移性钙化,这也是尿毒症患者瘙痒的原因之一;④尿毒症时,患者体内组胺潴留,引起皮肤瘙痒;⑤尿毒症患者由于尿毒症毒素潴留引起神经病变,从而导致皮肤瘙痒,属于神经性皮肤瘙痒症。

6. 食欲缺乏 是尿毒症患者出现较早和最常见的症状,与毒素潴留有关。起初多数人不以为然,待病情发展,出现腹部闷胀不适、恶心、呕吐,甚至大便次数增多或便质稀烂,此时,病情已较重,这也往往是患者不得不就医的重要原因。

7. 口腔异味 尿毒症患者由于体内的毒素(如尿素氮)等不能正常排出,蓄积于体内,肠道中细菌的尿素酶可将尿素氮等物质分解为氨,刺激胃肠道黏膜,因此从口腔散发出一种异臭味,俗称"尿味"。随着肾功能的不断恶化和体内毒素水平的增高,口腔中的这种异味会不断加重。

8. 抽筋　尿毒症的患者时常会出现腿抽筋的现象,这种现象主要与尿毒症患者出现钙磷代谢紊乱有关。正常情况下,肾可以分泌一种叫 1α -羟化酶的物质,它能够参与生成活性维生素 D_3 ,调节钙磷代谢,维持骨骼肌肉组织的正常生理功能。而尿毒症患者的 1α -羟化酶分泌不足,钙磷代谢紊乱,导致钙离子对肌肉组织的舒缩运动调节失调,于是出现腿抽筋等症状。此外,尿毒症患者某些微量元素的缺乏,也可导致腿抽筋。

9. 水肿　肾是身体排出水分的主要器官。当肾患病时,水分不能排出体外,潴留在体内,称为肾性水肿。肾性水肿最早出现的部位是眼睑,尤以清晨起床时最为明显。因为眼睑处组织松弛,加上晚上平卧体位,最易导致多余

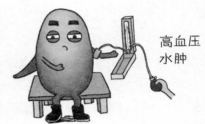

高血压水肿

体液积聚而形成水肿。水肿的程度可轻可重:轻者无可见的水肿,仅有体重增加(隐性水肿)或在清晨眼睑稍许肿胀;重者可全身明显水肿,甚至有胸、腹腔积液,致体重增加数十千克(重度水肿)。部分尿毒症患者由于肾衰竭,对尿液的浓缩功能丧失,往往有脱水的症状,而不表现为水肿。

10. 血压升高　有近60%的肾脏病患者会表现出血压升高,但多数患者从来没有进行过肾的相关检查,他们往往尝试过诸多降压方法却达不到理想效果,因为他们并不知道病根其实在肾。肾脏病引起的高血压与其他高血压一样,也会出现头痛、头昏、眼花、耳鸣等症状,但有些患者由于长期血压较高,对高血压症状已经耐受,可以没有任何不适。所以,单凭有无症状来判断血压是否升高是不可取的,经常测量血压十分必要。

尿毒症的实验室指标 ◄◄◄

1. 尿常规　尿液异常是肾脏病的主要表现之一。在大多数情况下,常规的尿液分析检测就能说明问题,为肾脏病的诊断提供十分有用

的线索,而且费用相对比较便宜。慢性肾脏病患者常有不同程度的尿白尿和(或)血尿。部分尿毒症患者由于肾功能的丧失,肾不仅不排毒,而且对蛋白质、红细胞等的滤过也完全停止,尿液检查除渗透压下降外,可无其他异常,即"尿里不是五花八门,往往一片荒凉",因此,高度怀疑尿毒症时应同时抽血检查肾功能。

2. 肾功能　检查项目主要有尿素氮、肌酐、尿酸这几项。尿毒症时血肌酐明显升高,一般超过 707 微摩/升。

3. 肾核素检查测定肾小球滤过率　这是评价肾功能的金标准。尿毒症时肾小球滤过率<15 毫升/(分·1.73 米^2)。

4. 估计的肾小球滤过率　肾核素检查可测定肾小球滤过率,但费用高,不适合临床普遍推广。人们通过临床研究,尝试根据血清肌酐浓度以及性别、年龄、身高和体重等因素进行肾小球滤过率的估算。目前已做了相当多的推算,得到了一些估算公式。按照这些公式,应用标准的血肌酐的测量方法,参考不同人种、性别、年龄、体重等因素,即可估算出肾小球滤过率。

5. 血清电解质　尿毒症患者常有低钠血症、高钾血症、高磷血症、代谢性酸中毒等。

6. 泌尿系统彩超　肾 B 超可以测定肾大小和位置以及结构的情况,了解肾肿块及其性质,判断肾囊肿、泌尿系统结石、肾积水、肾先天性畸形,可以发现肾周围脓肿和肾内脓肿。一般而言,正常成年男性肾的平均体积为 11 厘米×6 厘米×3 厘米。女性肾的体积略小于同龄男性。尿毒症时双肾体积缩小,皮质、髓质分界不清。

总之,我们要了解、重视尿毒症早期的蛛丝马迹,及时就诊,力争做到早期诊断、早期治疗,积极有效地防治尿毒症的发生、发展,减轻社会、家庭以及个人的经济负担,提高生活质量。

尿毒症是否无路可走

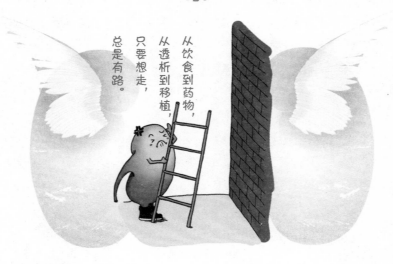

从饮食到药物，从透析到移植，只要想走，总是有路。

李先生,43岁,7年前体检时发现血压轻度升高、尿蛋白增加,当时肾功能正常,医生诊断为慢性肾炎。由于当时症状不明显,李先生一直未重视,没有正规治疗。2年前体检时发现血肌酐268微摩/升,血压190/120毫米汞柱(25.3/16.0千帕),由于仍无明显不适症状,李先生仍旧没有重视,此后间断性服用降血压药物,血压一般在(150~170)/(90~100)毫米汞柱[(20.0~22.6)/(12.0~13.3)千帕],间断性服用中药,进行"保肾"治疗。最近1个月出现乏力、食欲下降、恶心、呕吐、全身水肿、胸闷、夜间不能平卧、小便量减少,到医院检查,发现血肌酐近1 000微摩/升,尿素氮38毫摩/升。医生说他是尿毒症。李先生听后如晴天霹雳,悲观失望,认为活不了几天了。那么,尿毒症是否无路可走?

控制基础疾病和慢性肾衰竭恶化 ‹‹‹

有些引起尿毒症的基础疾病在治疗后有可逆性,哪怕是肾脏病有轻微改善,也可使肾功能有不同程度的改善。例如狼疮性肾炎的尿毒症,若肾活检示病变中度慢性化而活动性指数高,经治疗后肾功能会有所改善。

此外,纠正某些肾衰竭加重的可逆因素,亦可使肾功能获得改善。这些因素包括以下几方面。

（1）累及肾的原发病活动或病情控制不理想,如各种肾炎活动、高血压、糖尿病控制不好等。

（2）血容量不足,如呕吐、腹泻或大量利尿等引起脱水、大出血、低血压等,上述李先生的病例肾功能短期内恶化的原因可能与患者呕吐、腹泻引起脱水有关。

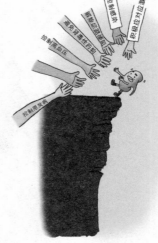

（3）严重高血压未能控制,特别是血压持续 180/120 毫米汞柱（24.0/16.0 千帕）以上时。

（4）心力衰竭或严重的心律失常。

（5）使用肾毒性药物,如某些抗生素、止痛剂、造影剂、含有马兜铃酸的中药等。

（6）泌尿道梗阻,如尿路结石、前列腺肥大等。

（7）各种感染,包括呼吸道、消化道、泌尿道或皮肤感染等。一方面,细菌感染毒素可直接损害肾小管;另一方面,感染引起的水电解质紊乱或循环衰竭可加重对肾的损害。

（8）电解质紊乱,如高血钙或高血磷等。

（9）急性应激状态,如创伤、大手术等。

◀◀◀ 延缓慢性肾脏病的进展 ◀◀◀

可通过一体化治疗延缓慢性肾脏病的进展。

1. 饮食治疗

（1）低蛋白饮食　低蛋白饮食可以延缓尿毒症症状,但要补充复方α-酮酸制剂,并注意营养指标监测,以避免营养不良的发生。

王大妈自从诊断出尿毒症后就几乎不吃鸡、蛋、肉、鱼等富含蛋白质的荤菜,米饭、面条等吃得也少。1个月后复查时,血肌酐确实降低了。王大妈深受鼓舞,继续饮食控制。可是很快王大妈明显消瘦,体力明显下降,还经常感冒发热。这是什么原因呢?王大妈通过限制蛋白质饮食,减少了体内蛋白质代谢废物的产生,但人体生命活动所需要的蛋白质的合成也减少了,导致营养不良、机体抵抗力下降。因此,医生建议她在减少蛋白质饮食的同时需补充复方α-酮酸制剂。复方α-酮酸制剂进入人体后可与体内代谢产生的废物氨通过一系列的反应合成蛋白质,这样既降低了血中尿素氮水平,减轻了尿毒症症状,又补充了蛋白质,从而使尿毒症患者保持较好的营养状态。

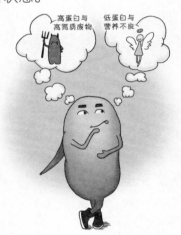

(2)热量的摄入　摄入足量的糖类,以供给人体足够的热量,这样就能减少蛋白质为提供热量而分解,减少体内蛋白库的消耗。热量摄入须维持在125～146千焦/(千克·天)。有条件的患者可以食用一些蛋白质含量较低的面粉,肥胖的患者须适当限制热量(总热量摄入可比上述推荐量减少1 046～2 092千焦/天),直至达到标准体重。患者进食量较少时,可在饮食烹制时增加糖及植物油,以满足热量的摄入。

(3)钾和钠的供给　要根据患者水肿情况及病情需要灵活掌握。出现高钾血症时应慎用水果及蔬菜,在烹调时可用大量水煮泡以去除部分钾。钠的摄入量视患者水肿程度而定,若有钠潴留,则限盐饮食,但须注意"过犹不及"。部分尿毒症患者每样菜肴都不放盐或酱油,很快出现全身乏力、厌食、恶心、嗜睡,去医院一查,血钠明显降低。如不及时纠正,严重时可能威胁生命。

(4)维生素的摄入　适当进食新鲜的水果、蔬菜,以摄入充足的维生素。

(5)饮水　有尿少、水肿、心力衰竭者,应严格控制进水量;但对尿量>1 000毫升而无水肿者,不宜限制水的摄入。

(6)其他注意事项　高尿酸患者要限制含嘌呤高的食物的摄入。

为尽可能减少食物的磷和嘌呤的含量，可将瘦肉和鸡肉等氽水后取肉食用。对血脂水平偏高的患者，各种食物在制作过程中尽量采用水煮或蒸的方法，少用炒，尽量避免油炸，不吃动物内脏、鱼子、猪脑等。

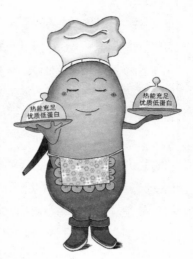

用上述饮食治疗方案，大多数患者尿毒症症状可获得改善。对于已开始透析的患者，应改为透析的饮食方案。

2. 有效控制血压　血压维持在130/85 毫米汞柱（17.3/11.3 千帕）以下为宜。推荐使用血管紧张素转换酶抑制剂和（或）血管紧张素 I 受体阻断剂，因其能直接降低肾小球内高压力，减少尿蛋白，抑制肾组织细胞炎症反应和硬化的过程，从而延缓肾功能减退。肾功能不全的患者服用这些药物要特别小心，因为这些药物减轻了残余肾小球的高滤过状态，可能会导致肾功能的进一步恶化，血肌酐会有轻中度（10%～30%）的增高，但是并不一定要停药。如果血肌酐进一步增加，甚至出现高钾血症，则必须停用血管紧张素转换酶抑制剂和（或）血管紧张素 I 受体阻断剂，改用其他降压药。

3. 降脂治疗　高脂血症的治疗与一般高血脂者相同，应积极治疗。

4. 中医中药治疗　祖国医学历史悠久，博大精深，对肾脏病的治疗积累了相当丰富的经验。我国多种中药对肾功能的保护作用已引起全世界的关注，如冬虫夏草和大黄等。大黄具有泻下作用，促进肠道排毒；冬虫夏草具有抗氧化、抑制肾纤维化、延缓肾脏病进展的作用。

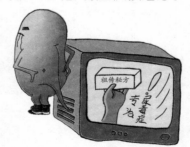

当然，中药并非完全无害，研究证实，一些中药具有肾毒性作用，如比利时就曾报道过"中药肾脏病"，后研究发现其与木通的毒副作用有关。因此，我们应科学就医，切忌病急乱投医，不要盲目相信"偏方""秘方"，不要随便乱用药，服用中药须去正规的医院开方、取药。

经过上述一体化治疗无效的尿毒症患者或出现某些并发症的患

者,须进行肾替代治疗。

帮你选择正确的肾替代治疗

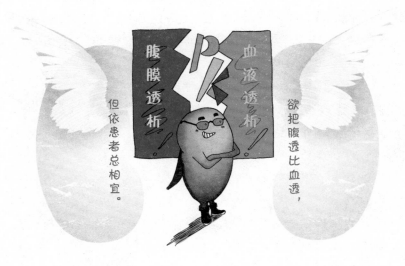

英国盖伊医院皮肤科医生 R. EADY,1963 年在埃及旅游时不幸因恶性高血压导致尿毒症,先后接受血透治疗及肾移植治疗,迄今已生存50 年。他一直工作,并结婚生子,创造了现代医学神话。

替代治疗的时机

何时开始肾替代治疗,须根据原发病、临床表现、实验室检查结果以及患者的家庭经济条件综合决定。目前国际上肾脏病专家们公认的最佳方案是,当慢性肾脏病处于 CKD 4 期[肾小球滤过率估测值,即eGFR 下降到 15 ~ 29 毫升/(分·1.73 米^2)]时,患者应接受有关肾替代治疗知识的宣教,了解各种肾替代治疗的优缺点,结合各自的具体情况,选择今后将要接受的肾替代治疗方法,并进行适当的准备工作。当慢性肾脏病处于 CKD 5 期,即尿毒症期时,肾科医师应根据患者的具体情况,权衡各种因素,包括原发病、并发症、尿毒症症状、营养状况、血管条件、血压及血糖控制情况、既往手术史、年龄、经济情况、医疗条件等,决定何时、采用何种方法开始肾替代治疗。

从病因看,以肾间质损害为主的患者,即使血肌酐达到 600 ~ 700 微摩/升,但如果患者每天尿量正常,无明显的水钠潴留和高血钾等危险,则往往可以延迟透析。严重高血压、糖尿病、高龄患者,则宜尽早透析。有时尽管血肌酐和尿素氮水平并不高,但临床表现重(嗜睡、抽搐、恶心、呕吐、出血倾向、严重酸中毒、高度水肿、心力衰竭),也应早期透析。

慢性肾衰竭患者长期限制蛋白质入量,使血尿素氮维持在较低水平,加之患者(特别是老年人)肌肉体积及活动量少,可使血肌酐较低,故不应单以尿素氮和血肌酐作为开始透析的严格指标,而应以肾小球滤过率为准。

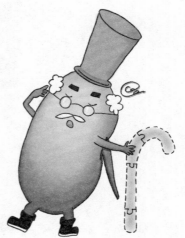

目前多数肾脏病学者主张开始透析的指征为:肾小球滤过率小于 10 毫升/分,(糖尿病患者提前至 15 毫升/分)。其他参考指标为:①血尿素氮 ≥ 28.6 毫摩/升;②血肌酐≥707.2 微摩/升;③有严重高钾血症;④有严重代谢性酸中毒;⑤有尿毒症症状;⑥有水钠潴留(水肿、血压升高、高容量心力衰竭);⑦严重贫血、心包炎、骨病、周围神经病变及嗜睡、昏迷、抽搐、癫痫等。

经常会有些患者,已经进入尿毒症期了,但却一直拖延,不愿意接受透析治疗,总担心透析副作用、费用等。很多患者还会寄希望于中医中药治疗能"治愈"尿毒症,摆脱透析。其实,透析就是代替肾工作,当患者进入尿毒症期时,患者的肾损坏已超过 90%。如果这时一直拖延而不进行替代治疗,那么毒素潴留在体内,会给其他脏器带来不可逆的损害,如损害心脏、消化系统、骨骼、血液系统等,甚至会危及生命。对于真正的终末期肾脏病(尿毒症),目前并没有"神丹妙药"可以修复肾,进而逆转病情,所以,适时进行肾替代治疗,帮助肾清除机体每时每刻都在产生的尿毒症毒素,控制毒素在体内的过度蓄积,是避免或减轻肾外其他重要脏器损害的最有效措施,也是保证尿毒症患者"活得长、活得好"的前提。

肾替代治疗包括血液透析、腹膜透析和肾移植。尽管与血液透析和腹膜透析相比,肾移植可获得更好的生活质量,但由于肾源的匮乏,大多数患者不得不先行血液透析或腹膜透析,二者均是有效的肾替代治疗方式。血液透析和腹膜透析的疗效相近,但各有其优缺点。总之,肾替代治疗方式的选择要考虑到患者的生活方式、爱好、倾向性以及他们执行与处理特殊治疗的能力,从而提高接受肾替代治疗患者的生活质量。肾移植是首选治疗方法。腹膜透析可让患者更为自由地进行他们日常的活动,包括旅游、工作和接受教育。相反,血液透析由于治疗时间较短、患者主动参与较少,因而为另一些患者接受。

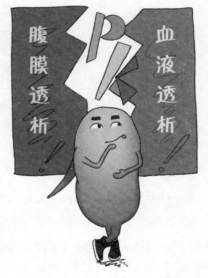

尿毒症患者张先生是公司文员,平时工作"朝九晚五",工作强度也不大。咨询医生后选择了腹膜透析,每天早、中、晚各用半小时左右的时间进行腹膜透析,既治疗了尿毒症,对工作又没有太大的影响,还能与家人、朋友一起旅游。

尿毒症患者李大爷,由于脑梗死,行动不便。好在老伴身体尚可,又请了一个长期照顾自己的保姆,经过培训,老伴、保姆都学会了腹膜透析的操作,因此也选择了腹膜透析,这样就可以在家接受治疗了。

尿毒症患者赵大妈,生活能自理,经过考虑后选择了血液透析。她觉得,自己在家每天做 3～4 次腹膜透析、记录相关数据,还要定期去医院做相关检查、随访,挺麻烦,不如每周去医院血液透析 3 次,每次医生安排好治疗方案、护士负责操作,自己不要费心记录各种数据,透析时还可以与其他患者聊天,血液透析比腹膜透析更适合自己。

正确对待尿毒症

　　慢性肾衰竭无论在尿毒症期还是尿毒症前期都必须进行一体化治疗,不可忽视内科医生应用血管紧张素转换酶抑制剂、血管紧张素 I 受体阻断剂和低蛋白饮食等方法积极预防疾病向尿毒症进展的重要性。同时应及时治疗或预防贫血、高血压、酸中毒、电解质失衡、营养不良和骨骼营养障碍等并发症。这些工作对于保证肾移植最大成功率、提高移植和透析的长期成活率,都是极为关键的因素。

　　肾移植不仅要考虑最佳治疗时机,还要考虑到供者配型问题等。目前认为移植前透析时间应尽可能短,延长移植前透析时间可加重慢性疾病和增加多种并发症,特别是居透析患者死亡原因之首的心脑血管并发症,还可增加丙肝病毒感染。

　　对某一尿毒症患者而言,建立腹膜透析通路还是血液透析通路,对选择透析方式有重要影响。对于可能行动静脉内瘘手术的患者,应当注意保护其肢体静脉,需要输液时应使用手背静脉,尽量

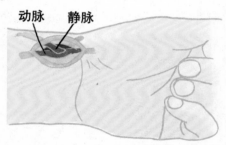

动脉　静脉

避免使用上肢、前臂的静脉。当患者预计半年到 1 年内需要血液透析治疗或肾小球滤过率<25 毫升/分、血肌酐>354 微摩/升时,就应当建立自体动静脉内瘘。否则,需要透析时须中心静脉插管(一般首选颈内静脉临时置管),不仅患者要多受罪、多花钱,还可能导致颈内静脉狭窄,影响同侧肢体动静脉内瘘的建立。

教你如何选择药物辅助治疗

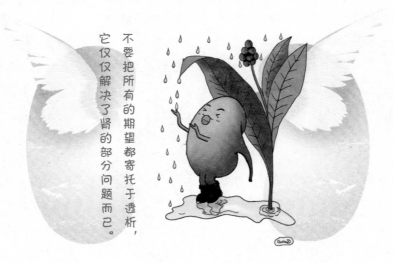

不要把所有的期望都寄托于透析，它仅仅解决了肾的部分问题而已。

维持性血液透析或腹膜透析，替代了正常肾的部分排泄功能，能清除体内潴留的水分、部分毒素（主要是小分子毒素），纠正电解质和酸碱平衡紊乱，但是不能完全纠正尿毒症的代谢紊乱，中、大分子毒素也不能被充分清除，且不能替代正常肾的内分泌功能，所以透析只能部分代替正常肾的功能，随着透析时间、存活时间的延长，不可避免地会产生一些并发症。正确使用药物、处理这些并发症，对降低透析患者并发症的发病率和病死率，改善生活质量和延长寿命，均具有重要意义。

纠正贫血

患者小张，因食欲差来医院就诊，发现血肌酐达 968 微摩/升，B 超显示双肾萎缩，血红蛋白仅 72 克/升，诊断为尿毒症，给予血液透析治疗。透析后医师建议他服用促红细胞生成素、铁剂，经治疗后小张食欲改善，他认为食补就可以了，不理解为什么还需要使用促红细胞生成素和铁剂。

我们知道，人体骨髓造血就像工厂生产产品一样，需要有生产线（骨髓）、原材料（铁、叶酸、蛋白质等）以及催化剂（促红细胞生成素）。尿毒症时毒素对骨髓有抑制作用，透析清除毒素后骨髓造血功能恢复。但是，"巧妇难为无米之炊"，虽然透析后食欲改善，铁、叶酸等的摄入增加，但是由于既往体内缺铁，以及频繁抽血、血液透析中的少量血液丢失等原因，单纯依靠饮食补铁仍然不能满足造血的需要，须补充铁剂。尽管口服补铁安全、方便且价格便宜，但由于部分患者可能出现严重的消化道反应，导致患者不能耐受，故需静脉补充铁剂，如蔗糖铁。生产线、原材料都已准备好的情况下，缺少催化剂仍然不能生产出产品。促红细胞生成素在人体造血过程中，就像红细胞的催熟剂一样，通过促进红细胞的分化与成熟来帮助机体产生正常的红细胞。正常情况下肾生成促红细胞生成素，尿毒症时肾受损，促红细胞生成素生成减少，此时须补充人工合成的重组人促红细胞生成素，才能促进红细胞的分化与成熟，从而纠正贫血。由于尿毒症时肾受损是不可逆转的，自身促红细胞生成素的减少也是不可逆转的，因而须长期使用重组人促红细胞生成素。当然，血红蛋白水平也不是越高越好，过高会增加血液黏滞度，增加血栓形成的风险。一般而言，血红蛋白治疗的靶目标值为110～120克/升。

控制血压

高血压在透析患者中非常常见，80%以上的患者在透析前就有高血压，而在透析治疗后仍有65%左右的患者不能满意地控制高血压。高血压对中枢神经系统、心血管系统等均有害，严重影响患者的预后及生存率。

尿毒症患者高血压的一个重要原因是肾对水的调节功能减弱甚至丧失，依赖透析对水的清除。如果干体重设置不合理、透析间期饮水过度导致体重明显增加，则血压会明显增高

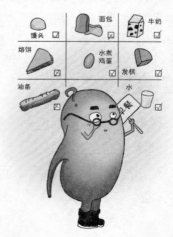

且不易被药物控制。因此，要正确评估干体重。患者应当主动配合治疗，努力减少透析期间的饮水量，以吃干饭为主，少喝汤及饮料，而且菜肴要淡一点，因为盐放多了自然会口渴，要喝水。

此外，透析患者对高血压药物的选择必须考虑到透析对药物的清除作用，应选用不易被透析清除的长效降压药，或者在透析后加服一次降压药。一般而言，钙离子拮抗剂、α受体阻滞剂以及血管紧张素 I 受体阻滞剂等不易被透析清除。

◣ 纠正钙磷代谢紊乱 ◂◂◂

老李已透析 10 年了，近几年经常有骨骼、关节疼痛，今年无意中量了一下身高，发现比 10 年前矮了近 10 厘米。拍了一个胸部 X 射线片，医生诊断为"主动脉钙化"。这是什么原因呢？

尿毒症时存在矿物质代谢紊乱和内分泌失调，导致骨痛、骨变形、骨发育不良、骨折，影响生活质量；异常增高的血钙、血磷在血管、软组织等处沉积，导致相应组织的钙化，进而影响其功能，如血管钙化后硬度增加、弹性减弱，易形成血栓堵塞血管，甚至使血管破裂，是导致尿毒症患者心血管疾病发生及死亡的重要原因。因此，建议尿毒症患者做到以下几点。

1. 低磷饮食　磷广泛存在于各种食物中，如鱼、虾、蛋、奶、肉类、家禽、谷物、豆类、软饮料等。正常成人每天摄入磷 1.0 ~ 1.8 克，慢性肾疾病患者应将磷的摄入量控制在 800 毫克以下。磷的摄入与饮食中蛋白的摄入量密切相关，因此，低蛋白饮食是减少磷摄入的主要方法。磷容易溶解在汤汁中，避免摄入荤汤和将食物焯水加工可以减少磷的摄入量。

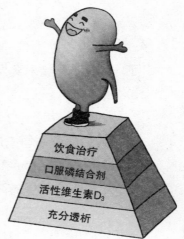

饮食治疗
口服磷结合剂
活性维生素D$_3$
充分透析

2. 磷结合剂　没有高钙血症的患者可以使用含钙的磷结合剂，如碳酸钙，餐中服用以利于药物与食物中的磷结合，减少磷的吸收。有高钙血症的患者可以选用不含钙的磷结合剂,如盐酸司维拉姆、碳酸镧等,此类药物由于不含钙,降磷的同时不增高血钙水平。

3. 活性维生素 D　可抑制甲状旁腺功能亢进,维持钙、磷在合适的目标范围内。目前临床应用的活性维生素 D 制剂有 $1,25-(OH)_2D_3$ 和 $1\alpha-$ 羟维生素 D_3。在用药过程中应密切监测血甲状旁腺激素水平和钙、磷水平以及钙磷乘积等,及时调整药物剂量。

4. 充分透析　增加磷结合剂不足以控制血磷水平或对磷结合剂不能耐受时,应延长透析时间,增加透析频率(每周 4 次或每天透析),或改为高通量透析,以增加磷的清除。

▶ 防治营养不良 ◀◀◀

我们知道,蛋白质是生命的物质基础,机体中的每一个细胞和所有重要组成部分都有蛋白质参与。蛋白质营养不良已成为影响血液透析和腹膜透析患者预后的主要因素之一。部分透析患者仍然习惯于非透析疗法时的营养方式,不敢增加蛋白质的摄入量;或者因担心血脂升高,限制糖、脂肪的摄入,导致能量供应不足,使蛋白质利用率下降,造成患者的蛋白质和能量摄入水平低;还有部分尿毒症患者因担心血磷升高,限制蛋白质的摄入量;而我国居民膳食结构的特点就是以植物性食物为主,动物性食物为辅,这种膳食结构模式本身就存在着动物性食物不足、蛋白质质量不高、微量元素和维生素不足的缺点。因此,对于长时间不能依靠摄食来满足蛋白质和能量需要的透析患者,应接受营养支持治疗。

营养支持治疗首选口服补充,既经济又有效。其中口服必需氨基酸简便易行,且高热量可增加蛋白质的利用,减少分解代谢。对于不能耐受饮食营养摄入的透析患者,可以在血液透析过程中静脉输注氨基酸和蛋白质溶液,腹膜透析患者可以选用氨基酸透析液。对于危重的住院患者,可以静脉补充葡萄糖、氨基酸、脂肪乳等。

▶ 促进肠道排毒 ◀◀◀

无论是血液透析还是腹膜透析,对毒素的清除都是不完全的。尿毒症患者可以服用一些中药（如大黄或以大黄为主要组分的中成药）以及包醛氧淀粉等药物，促使毒素从粪便中排出，从而代偿肾功能、降低血液中非蛋白氮和尿素氮，发挥治疗作用。

　　总之，尿毒症患者除了接受替代治疗，还须合理饮食、用药，积极治疗并发症，从而改善生活质量，延长寿命。我们希望经过大家的共同努力，每位患者都能像前文提到的英国盖伊医院皮肤科医生 R. EADY 那样，通过肾替代治疗，长期生存，创造一个又一个新的现代医学神话！

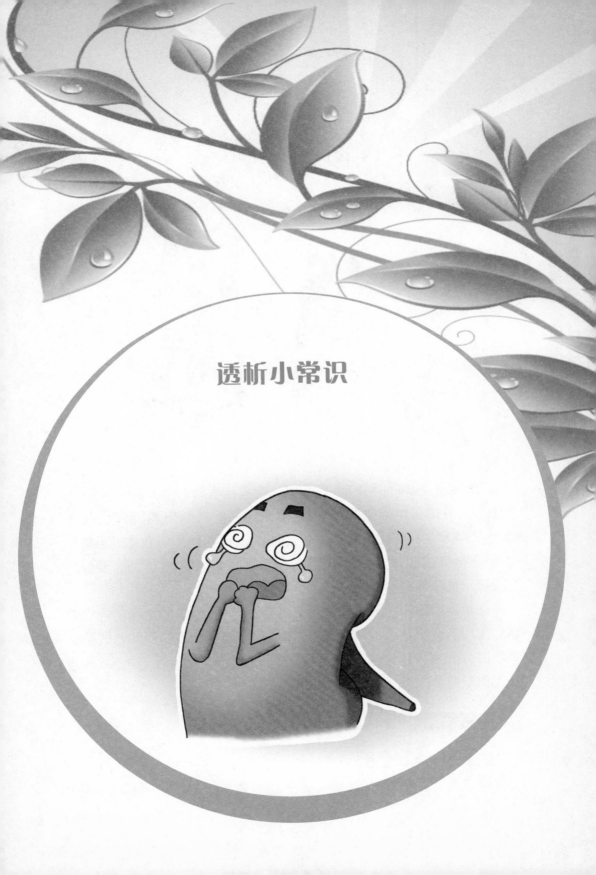

透析小常识

透析手段有哪些

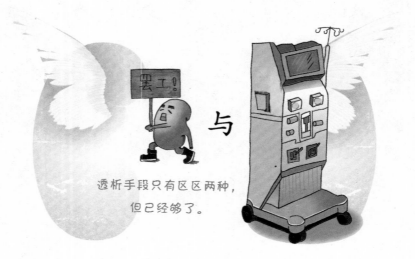

透析手段只有区区两种，
但已经够了。

在慢性肾脏病的终末期（尿毒症），患者自身肾功能几乎完全丧失，无法适应身体正常代谢所需，不能排出过多的代谢废物（毒素）和水分，也不能产生机体代谢所需的一些内分泌因子，因而导致体内毒素和水分的潴留、贫血、钙磷代谢紊乱等一系列尿毒症症状。此时，要维持生命就只能依靠肾替代治疗了。

透析是目前治疗尿毒症最有效的方法之一，也是最常用的治疗方法。常用的透析方法有两种：血液透析和腹膜透析。这两种方式各有优缺点，在讨论如何选择之前，我们先来了解一下他们各自的原理、方法和优缺点。

血液透析 ◀◀◀

血液透析，简称血透。

1.血透的原理　简单来讲，就是利用透析器帮助人体排水排毒。

透析器中有一个人工合成的由很多小孔组成的滤膜,滤膜的一边是含有高浓度代谢废物(毒素)的患者血液,另一边是含有生理需求的干净透析液。通过渗透和弥散作用,血液中的毒素和多余的水分向透析液转移,然后排出体外,透析液中人体所需的物质被补充进入体内。透析器模拟肾的工作原理,所以又称"人工肾"。根据需要清除的毒素要求不同,血液透析有不同的模式,包括血液透析、血液滤过、血液灌流、血液透析滤过等。

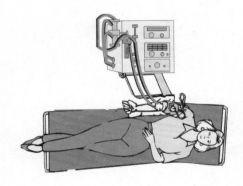
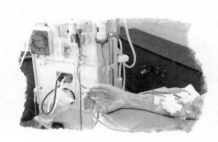

2. 血透的方法　目前国内绝大多数血液透析治疗须在医院进行,由医生、护士操作,应用机器透析,多数患者须每周透析 2~3 次,每次 4~5 小时。

3. 血透的优点

🔹 透析效率较高,短时间可以清除体内较多毒素。

🔹 准确完成设定的脱水量,清除体内多余的水分。

🔹 治疗由医护人员操作,患者相对比较省事。

🔹 技术开展时间较长,覆盖范围广,多数县级以上医疗单位均可开展。

4. 血透的缺点

🔹 血透治疗是间歇性的,因此,体内代谢,尤其是心血管系统的平衡波动较大,如果控制不好,容易出现低血压、高血压、心律失常、心绞痛等情况。

🔹 血透时需要使用抗凝血药物,可增加出血风险。

🔹 每次透析时均要做血管穿刺,有一定疼痛。

腹膜透析,简称腹透。

1.腹透的原理　腹透的基本原理与血透类似,但它不是通过人工合成的滤膜来过滤,而是通过人腹腔表面的腹膜来实现毒素清除。腹膜是一层面积很大的半透膜,腹透液注入腹腔后,经过渗透和弥散作用,使血液中的各种代谢产物及毒素、多余的水分进入腹透液中,然后将其排出。经过反复更换透析液,达到将毒素及多余水分排出体外的

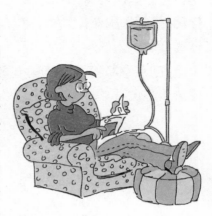

目的。根据不同患者的情况,腹膜透析有不同的模式,包括持续性非卧床腹膜透析、日间非卧床腹膜透析、间歇性腹膜透析、自动化腹膜透析等。

2.腹透的方法　最常用的腹透方法是持续性非卧床腹膜透析。在腹腔内置入一根腹透管,通过腹透管将腹透液灌入腹腔,保留数小时后,放掉旧的腹透液,再注入新的腹透液,这样循环往复,每天 3 ~ 5 次。白天时每组腹透液保留 4 ~ 6 小时,晚上睡前一组则保留过夜。

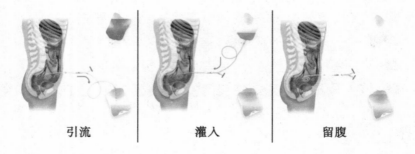

引流　　　　　　灌入　　　　　　留腹

对生活自由度需求较高且有经济条件的患者,还可以选择自动化腹膜透析。这种方法是使用机器帮助在家进行腹膜透析,多数治疗在夜晚进行,可以达到"它工作,我休息"的要求,患者生活质量更高。

3. 腹透的优点

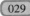 持续治疗,人体代谢平衡相对处于比较平稳的状态,对心血管系统的影响比较小。

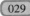 残余的肾功能保持比较好。

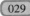 腹透治疗在家进行,不必频繁去医院。

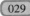 不需要做血管穿刺,避免了穿刺疼痛。

4. 腹透的缺点

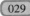 如果操作不当,容易发生腹膜炎,这是腹透最常见的问题。

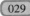 由于在家治疗,要求居住环境相对良好、干净。

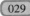 体内营养物质的丢失较多。

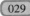 肥胖、高血脂和动脉硬化的发生率较高。

透析方式的选择

虽然腹膜透析和血液透析的适应证相似,但各有利弊,患者可以结合实际情况、生活社交、自我态度、家庭支持、医疗条件等适当选择。

1. 实际病情 一般来说,多数患者既能做血透也能做腹透,但在某些情况下,选择哪种方式更需要慎重的考虑。

（1）不适宜血透者

 血透过程中,需要使用抗凝药物,所以,有重要部位出血或其他部位严重出血时,应禁用或慎重选择血透,如颅内出血和颅内高压者、严重消化道出血者。

 血透对心血管系统影响较大,因此,对难以纠正的休克和严重心血管疾病患者也应禁用或慎重选择血透。

 各种疾病导致全身衰竭的患者。

 高龄患者和婴幼儿一般也慎用血透。

 瘫痪、行动不便以致来医院很困难者。

 眼底出血者也应小心,血透过程中可能因使用抗凝药物导致再次出血而失明。

（2）不适宜腹透者

🔘 腹腔内严重感染，手术或者肿瘤导致腹腔内广泛粘连、纤维化的患者不能做腹透。

🔘 腹部有严重病变，如严重皮肤感染、烧伤或其他严重皮肤病，无法安置腹透管时，也不能做腹透。

🔘 近期做过腹部手术，应在伤口基本愈合后再行腹透。

🔘 有肠梗阻、疝气或严重腰椎间盘突出症时，腹腔内灌入腹透液会加重这些病症，需要先纠正上述病症，再行腹透。这些患者选择腹透时需要慎重。

🔘 妊娠、腹腔内巨大肿瘤、巨大多囊肾患者，腹腔容积显著减小，腹透效果差。

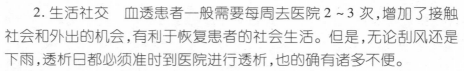

🔘 腹透需要自己在家进行操作，因此，视力较差、生活自理能力不强，又无家人能帮助治疗者，也应慎选腹透。

如果患者没有上述血透或腹透的禁忌证，则两种方式都可考虑。

2. 生活社交　血透患者一般需要每周去医院 2～3 次，增加了接触社会和外出的机会，有利于恢复患者的社会生活。但是，无论刮风还是下雨，透析日都必须准时到医院进行透析，也的确有诸多不便。

腹透属于家庭医疗行为。在家进行透析，虽然限制了患者的活动范围，但是足不出户也可方便治疗。

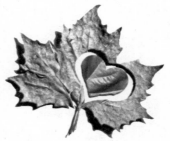

无论血透还是腹透患者，在治疗间期都可以自由活动，适当的工作、社交和旅游均有助于患者生活质量的提高。

3. 自我态度　无论选择何种透析方式，患者本人的态度相当重要，这也是决定透析效果的关键因素。

4. 家庭支持　一些患者不能独自去医院接受血透治疗或不能自己进行腹透操作，需要家属或陪伴者帮助、照料，这时就应考虑家属的意见。另外，做腹透治疗，要求患者有良好的居住条件，最好能有单独的房间作为治疗室，也应取得家人的理解和支持。

5. 医疗条件　目前一些大型医院基本上都开展血透和腹透,但基层和边远地区受条件限制,不同地区有所偏重。所以,还须考虑当地的医疗状况。

透析准备知多少

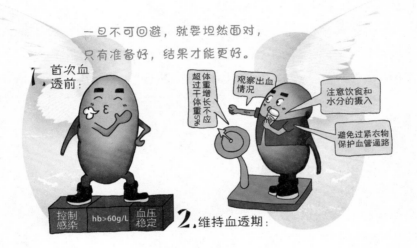

随着病情进展,慢性肾衰竭患者的肾功能逐渐恶化,应该及早进行肾替代治疗前的准备工作。透析前做好准备工作非常重要,因为这样可以减少紧急透析可能造成的并发症,也可以帮助患者减缓心理压力,以相对从容的心态面对透析治疗。

◀ 血液透析前的准备工作 ◀◀◀

1. 血透前检查和评估　通过全面了解患者的发病经过以及一些化验、辅助检查,确定患者是否需要以及适宜血透。血透前的检查准备工作主要包括以下几个方面。

（1）病史和查体　医师会详细向患者了解病史,而后对患者进行详细的体格检查,测量血压,检查有无尿毒症在消化、血液、心血管及神经系统方面的临床表现和体征。

（2）肾功能　可通过测定了解目前的血肌酐、尿素氮水平,也可直接检测肾小球滤过率。

（3）电解质和酸碱平衡　检测了解有无电解质和酸碱平衡的紊乱,特别注意是否存在严重的高血钾、酸中毒等。

（4）凝血功能　血透前需要手术操作建立血管通路,而且血透时还需要使用抗凝药物,因此需要测定血常规和出凝血时间,了解有无凝血功能的异常,并为确定抗凝药物用量提供参考。

（5）传染病检查　血透存在感染血源性传染病的风险,因此需要检测肝功能和乙型肝炎、丙型肝炎、艾滋病、梅毒等血源性传染病,以确定透析前的情况,并为将来透析时确定透析室和透析机做准备。

（6）辅助检查　查心电图、拍胸部平片,了解心肺功能,有无胸腔积液、心包积液等并发症。

2. 血管通路的建立　人体浅部静脉血管不能满足血液透析用血的流量要求,而动脉血管不适合进行多次的穿刺使用。这就需要在开始血液透析治疗前为患者建立合适的血管通路。理想的血管通路应具备以下特点:①透析时血流量 ≥ 200 毫升/分;②血管内径适合粗针穿刺,且长度足够保证长期反复使用;③穿刺操作简单,感染、血栓等并发症少,护理方便等。

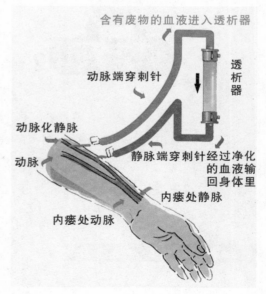

含有废物的血液进入透析器

动脉端穿刺针

透析器

动脉化静脉

动脉

静脉端穿刺针经过净化的血液输回身体里

内瘘处静脉

内瘘处动脉

血管通路根据使用时间的长短分为临时血管通路及长期血管通路。临时血管通路是通过深静脉穿刺留置导管的方式建立的血管通路,多用于急诊透析、长期血管通路尚未建立或成熟过渡期。长期血管通路包括动静脉内瘘、人造血管通路以及长期留置导管通路,其中自体血管动静脉内瘘是建立长期血管通路的首选。临时血管通路不能长期使用,而且可能会引起感染、出血、血栓等一系列并发症,建议尿毒症患者提前建立长期血管通路,这样就不会在需要血透时措手不及,避免临时建立血管通路而增加患者的痛苦,也增加产生并发症的风险。

3. 血管通路手术前的准备

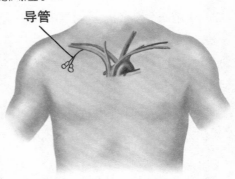

①做好心理准备:保持平和的心态,放松心情,消除紧张感,手术前晚保证充足的睡眠。②调整透析时间和抗凝药物:尽量不要安排手术和血透在同一天进行,如果手术当天必须血透,应在透析前告知血透室医生及护士,调整抗凝药物用法或用量。③拟行动静脉内瘘手术的患者应当注意保护其肢体静脉。尽量不要在手术侧肢体输液、抽血,避免留置套管针,以防止对血管的破坏。需要输液治疗时应使用手背静脉,不得不使用肢体静脉时也要注意变换穿刺部位。此外,所有慢性肾衰竭患者都应避免锁骨下静脉插管,因为有可能引起中心静脉狭窄,从而影响在同侧建立血管通路。

4. 血透治疗前的准备

(1)首次血透前 ①思想准备:医生须及早对患者及其家属做好思想工作,使患者了解血透原理,在实际进行透析时能更好地配合。此外,也能使患者更好地选择透析时期,有充分时间准备好血管通路,在出现明显尿毒症症状之前即开始透析,减少并发症。②治疗并发症:为了确保血透时的安全,还需要控制一些急性的并发症或合并症。如控制急性感染病灶;严重贫血应小量多次输血或应用促红

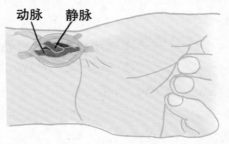

细胞生成素,使血红蛋白提高到 60 克/升以上;对于合并严重高血压的患者,应先进行药物治疗,待血压相对稳定后开始透析。

(2)维持血透期 ①注意饮食和水分的摄入,按时量血压、监测体

重并记录。保证血压平稳,透析期间体重的增长不应超过干体重的5%。②观察出血情况。由于血透患者需要使用抗凝药物,平时应该注意自我观测有无内外出血情况,包括大小便颜色、皮肤上有无出血点及瘀斑等。如有上述情况,应该在透析前告诉透析室的医生和护士,进行相应处理,并调整抗凝药物的用法和用量。③保护血管通路,准备相关物品。使用动静脉内瘘的患者,在每次透析前应准备绑带,用于拔除穿刺针后的压迫止血。避免穿着过紧的衣物,以免束缚血管导致局部血栓形成或血管闭塞。使用深静脉置管的患者,透析前需要准备肝素、肝素帽和贴膜,用于下机后导管封管和换药。平时要注意保持导管出口部位清洁干燥,防止感染。

腹膜透析前的准备工作

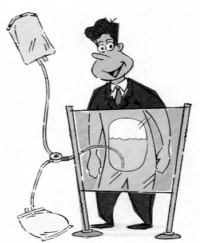

1.腹透前的检查和评估　腹透前的检查大致与血透相似,通过询问病史、体格检查,以及肾功能、电解质、血常规、心电图、胸片等辅助检查,了解肾衰竭及其并发症的严重程度。

腹透前患者要接受一个腹部手术,将一条柔软、有韧性的"腹透管"安放在腹腔内。因此,腹透前的检查工作还需要重点关注腹部有无特殊的疾病或异常,是否影响腹透管的置入。例如,有无腹部手术史和皮肤感染,有无腹腔内的病变,如占位、感染、肠梗阻、腹部疝气等。此外,还需要详细了解患者的家庭环境和卫生情况,评估患者或家属是否能够自行腹透操作。

2.腹透手术前的准备　①首先做好心理准备:患者要保持平和的心态,放松心情,消除紧张感,手术前晚为保证充足的睡眠,可在医师的指导下服用镇静剂。腹透护士和家属要对抑郁、精神过度紧张的患者给予适当的安慰。②手术前一晚要沐浴,保证清洁,更换衣服。③术前禁食、禁水,排空尿液和大便。如果有腹胀、咳嗽、便秘症状要及时与医生进行沟通。必要时使用药物对症处理。④对于严重心力衰竭而不能平卧的患者,可临时血液透析或超滤1～2次,待患者可平卧后再行腹膜透析置管手术。

3.居家腹膜透析前的准备　腹膜透析由患者自行在家中操作,尤其要注意日常操作规范,以减少并发症、延长腹膜透析者的寿命。在每次腹膜透析换液前,需要备齐以下物品:血压计、体温计、磅秤(用来称量透出液重量)、体重计(用来称量体重)、恒温暖液袋或恒温箱(用来加温透析液)、挂钩或输液架、洗澡保护袋(洗澡时用来保护导管和出口)、洗手液、口罩、消毒棉签、乙醇(用来消毒桌面)、紫外线灯(用来定期消毒房间)、纱布和胶布、一块干净毛巾和纸巾、手表或闹钟、《腹膜透析居家日记》(可向医护人员索取)。另外,最好能安排一个独立的小房间专门用来做腹透治疗。

怎样才是合适的透析

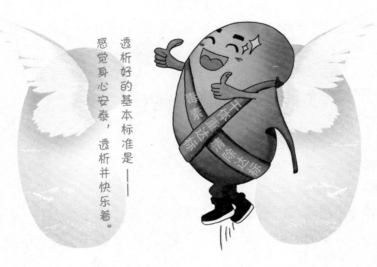

透析好的基本标准是——

感觉身心安泰,透析并快乐着。

▶ **透析的作用** ◀◀◀

透析主要替代肾的排毒和排水功能。内分泌功能主要靠药物治疗来完成。

透析虽然能替代肾的排泄功能，但仅仅是部分替代。尿毒症患者没有肾功能或者残余的肾功能很少，透析又不能像肾一样持续高

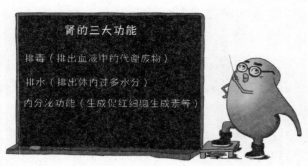

效地排泄毒素，因此总有一些代谢废物潴留。总的来说，好的透析应该结合患者实际情况，使患者达到最佳的生活质量，近期和远期并发症的发生率和死亡率降至最低，将透析治疗带来的不便程度降至最低，可以常规实施，而且费用合理。

怎样评价透析做得好不好 ‹ ‹‹

好的透析基础是透析清除毒素要充分。

透析充分性是指透析患者在较高蛋白质摄入的前提下，通过透析有效地清除体内的尿毒症毒素和减少过多的水负荷（达到干体重），并充分地纠正酸碱和电解质失衡的状态，透析后患者感到舒服和满意，长期透析并发症少，达到透析后理想的状态。

理想的状态是指透析后患者在各方面能达到或者接近正常人的生活状态，包括以下几方面。

🔲 无营养不良，体力恢复，无不适感觉，有生活、工作能力。

🔲 未出现水电解质和酸碱失衡的明显改变。

🔲 透析前尿素氮保持小于 28 毫摩/升（784 毫克/升），透析结束时降至透析前的 40%，全周平均蛋白质摄取量至少为每天每千克体重 1 g。

🔲 干体重达标，血压正常（使用或不使用降压药）。

🔲 未出现尿毒症性周围神经病变、中枢神经系统紊乱。

🔲 未出现严重的钙磷代谢障碍等。

1.水分清除达标——干体重达标 "干体重"是针对透析患者的特有名词,是指在透析结束时患者所能耐受的既无水潴留也无水缺乏的最低体重。当透析后体重低于干体重时,会感到全身乏力、肌肉抽搐、血压低、恶心、脉搏细弱,X 射线检查会发现心脏变小。当透析后体重高于干体重时,水分排不出去,便躲在身体的腔隙中,出现高血压、胸水、腹水、心悸、气促、濒死感。

干体重达标,心脏负担小,心脏疾病的发生风险降低。对于没有尿液的尿毒症患者,干体重达标主要靠透析除水,这是血液透析能否顺利进行和减少心脏并发症的关键。对除水而言,最理想的状态是透析后体重回落到干体重。这需要医护人员的管理、家属的监督,更需要患者的主动配合。控制体重要以"吃好、喝少"为原则。吃好就是"饭要吃好",保证摄取充足的营养。喝少就是"水要少喝",避免增加心脏的负担。体重不可增长得太快。隔 1 天透析时,体重增长不应超过干体重的 3%,如一个体重为 60 千克的人,体重增长不应超过 1.8 千克。隔 2 天透析时,体重增长不应超过干体重的 5%,如一个体重为 60 千克的人,体重增长不应超过 3.0 千克。年纪大的人心脏功能下降,体重增加要更低(65 岁以上老年人约为干体重的 2.5%,如一个体重为 60 千克的人,体重增长不应超过 1.5 千克)。

干体重不是固定不变的,受患者情绪、睡眠、饮食、排泄、营养状况、疾病、季节等因素影响可随时发生变化,须定期重新评价及调整。

2.毒素清除达标——透析充分性指标 这是肾科医生非常关注的指标,也是判断透析是否做好的重要指标之一。但临床上有部分患者一味关心水分,把透析机当成"脱水机",为了达到干体重,在不控制水分摄入的情况下,"拼命"拉水,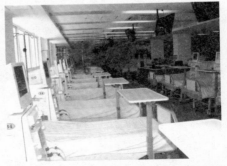结果导致低血压发生,甚至休克而提早下机,缩短了透析时间。在透析条件相对恒定的情况下,透析时间的充足是清除毒素最重要的保证。若经常缩短时间,毒素清除不充分,血中毒素蓄积,导致患者更加口干,透析间期喝更多的水,下次透析清除水量更大,更容易发生低血压休克,从而发生周而复始的恶性循环。

（1）毒素清除指标　很多刚进入透析的患者经常会问:"我透析1个多月了,为什么我的肌酐还没有降下来,甚至比以前还高了一些?是不是毒素没有清除干净?"在非透析人群,血肌酐反映肾的功能(即反映体内毒素的指标)。但是在透析的患者,血肌酐还反映了患者的肌肉状态(即营养状态)。我们不单纯从血肌酐的水平来判断透析是否充分。在血液透析的患者,一般会定期(如每3个月)监测透析前后的肾功能,观察透析对肌酐和尿素氮的清除情况,然后通过相应的公式计算患者1周毒素总量的清除(如尿素清除指数 Kt/V 和尿素降低率 URR),从而判断透析是否充分。对腹膜透析的患者,也会根据血肌酐及腹透液肌酐的水平等,计算毒素的清除率(如总肌酐清除率等)。

（2）读懂一些简单指标　血压好:透析前收缩压(上压)140～150 毫米汞柱(18.6～20.0 千帕),舒张压(下压)70～90 毫米汞柱(9.3～12.0 千帕)。

透析后收缩压(上压)120～130 毫米汞柱(16.0～17.3 千帕),舒张压(下压)70～80 毫米汞柱(9.3～10.6 千帕)。

血红蛋白合适:透析前测定 110～120 克/升。

血电解质正常:血钾、血钠、二氧化碳结合力、血钙、血磷在正常范围内。

血甲状旁腺激素合适:150～300 纳克/升。

营养状态好:主要是指干体重稳定及血白蛋白>40 克/升。

实验室检查不可少,调整方案帮大忙

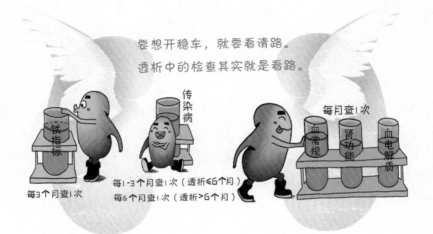

要想开稳车,就要看清路。
透析中的检查其实就是看路。

传染病

每月查1次

铁指标

血常规 肾功能 血电解质

每3个月查1次
每1-3个月查1次(透析≤6个月)
每6个月查1次(透析>6个月)

　　尽管透析技术在很大程度上纠正或控制了尿毒症患者代谢异常的临床症状,但是由于透析治疗本身的局限性,患者在透析治疗的过程中仍可能发生各种并发症,并同时依赖一定的药物治疗。因此,定期的实验室检查是帮助医护人员正确评估患者病情、保证治疗效果、提高患者生活质量、改善预后的必不可少的重要手段。

　　维持性透析患者常见的并发症包括贫血、钙磷代谢异常、营养不良和感染等。

矿物质代谢异常的监测

　　尿毒症维持性透析患者常合并高血磷、低血钙和继发性甲状旁腺功能亢进等代谢异常。通过补充活性维生素 D 和口服磷结合剂可有效控制和纠正肾性骨病。但口服活性维生素 D 和含钙的磷结合剂时,可出现高钙血症、高磷血症,因此,治疗中必须定期检测血钙、血磷水平,并根据生化结果及时调整用药剂量,严重时应停药;同时也应定期检测血清甲状旁腺激素，一方面可以根据激素水平确定活性维生素 D 的冲击剂量，另一方面也可避免甲状旁腺激素水平过低导致的无力型骨病。

◀ 贫血治疗的监测 ◀◀◀

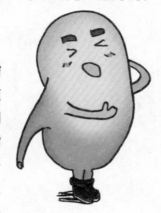

透析患者血红蛋白水平低于 110 克/升需要给予纠正。临床上通常给患者补充足量的重组人促红细胞生成素、铁剂和其他造血原料（如维生素 B_{12} 等），以纠正贫血。患者血红蛋白指标的改善提示肾性贫血的控制和营养状态的好转，但并非血红蛋白值越高越好。血红蛋白水平过高不仅容易造成血压升高、血管栓塞等并发症，同时也增加血液透析器凝血的概率，甚至由于透析时肝素用量增多而增加透析后出血的风险。

肾科医生通过定期检测血红蛋白水平和血清铁代谢指标，及时调整促红细胞生成素剂量并确定合适的补铁方式和剂量，以保证血红蛋白水平安全有效地达标。目前多数国家都推荐透析患者的血红蛋白目标值为 110 ~ 120 克/升，血清铁蛋白水平为 200 ~ 500 微克/升，转铁蛋白饱和度为 20% ~ 50%。

◀ 营养和透析充分性的评估 ◀◀◀

保证透析充分性是保证透析质量的基础。全面的透析充分性和营养评估包括患者生存率、透析技术存活率、住院率、生活质量、血清白蛋白、血红蛋白以及标化的蛋白氮显率、标准的蛋白分解率等多个方面，但以上指标均受多种因素影响，需结合实际情况综合判断透析是否充分。临床上最常用的指标为尿素清除指数（Kt/V），肾科医师将患者的生化检测值代入公式可以计算出患者每周透析尿素清除指数，并在此基础上进行治疗评估和方案调整。

◀ 感染 ◀◀◀

透析患者由于免疫功能低下以及不同透析模式的特点，易合并呼吸道感染、腹腔感染和血源性传播的传染病。尤其是血液透析患者,须定期检查肝炎病毒标记、HIV 和梅毒血清学等指标,以早期诊断、早期隔离和早期治疗各种传染性疾病。腹膜透析患者如出现发热、排便习惯改变等非典型腹膜炎症状,也应及时行腹透液常规等实验室检查,以便早期发现临床症状不典型的腹膜炎。

▶ 心脑血管并发症 ◀◀◀

心脑血管并发症是透析患者的主要死因。严格控制血糖可改善糖尿病肾衰竭患者的临床预后,严格控制血脂同样可以降低透析患者心血管事件并延缓冠心病的进展。合并糖尿病的透析患者应经常随访空腹和餐后血糖,每 2～3 个月复查糖化血红蛋白水平。合并高脂血症者,建议每 1～3 个月随访血脂水平。无上述并发症的透析患者,也建议至少每 3 个月检测血糖和血脂水平。

综上,推荐的常规检测指标和频率如下。

1. 血常规、肾功能、血电解质　包括血钾、血钙、血磷、HCO_3^- 或 CO_2 CP 等指标,建议每月检测 1 次。一旦发现异常,应及时调整透析处方和药物治疗方案。血糖和血脂等代谢指标,建议有条件者每 1～3 个月检测 1 次。

2. 铁指标　建议每 3 个月检查 1 次。一旦发现血清铁蛋白低于200 微克/升或转铁蛋白饱和度低于 20%,需补铁治疗;如铁蛋白高于800 微克/升,转铁蛋白饱和度大于 50%,则应停止补铁。

3. 甲状旁腺激素监测　建议每3个月检查 1 次血清甲状旁腺激素水平。要求血清校正钙水平维持在正常低限,为 2.10～2.37 毫摩/升;血磷水平维持在 1.13～1.78 毫摩/升;血清甲状旁腺激素维持在 150～300 纳克/升。

4. 整体营养评估及炎症状态评估建议每 3 个月评估 1 次,包括血清营养学指标、血清 C 反应蛋白(hsCRP)水平、蛋白分解率及与营养相关的体格检

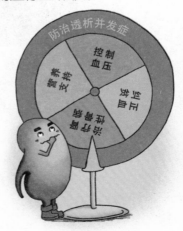

防治透析并发症

控制血压
纠正贫血
防治感染
营养支持

查指标等。

5.尿素清除指数和尿素氮清除率评估　血透患者建议每 3 个月评估 1 次。要求 Kt/V 至少 1.2,目标为 1.4;尿素氮清除率至少 65%,目标为 70%。对于无残肾功能(每天尿量≤100 毫升)的腹透患者,周腹膜透析 Kt/V 至少要达到 1.7。

6.传染病学指标　血透患者必须检查,包括肝炎病毒标记、HIV 和梅毒血清学指标。要求开始透析不满 6 个月的患者,每 1~3 个月检测 1 次;维持性透析 6 个月以上的患者,每 6 个月检测 1 次。

透析患者的日常生活

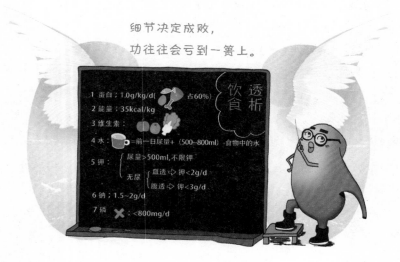

细节决定成败,
功往往会亏到一篑上。

透析
饮食

1 蛋白:1.0g/kg/d (占60%)
2 能量:35kcal/kg
3 维生素
4 水:=前一日尿量+ (500~800ml) -食物中的水
5 钾: 尿量>500ml,不限钾
无尿: 血透 ⇨ 钾<2g/d
腹透 ⇨ 钾<3g/d
6 钠:1.5~2g/d
7 磷 ✗ <800mg/d

慢性肾脏病是威胁人类健康的重要疾病之一。透析(血液透析、腹膜透析)依然是目前治疗终末期肾脏病的主要方法之一。透析本身是个漫长且痛苦的过程,患者会存在焦虑、恐惧、抑郁等各种不良心理,因此,除了稳定情绪、保持平和心态、树立战胜疾病的信心外,家属、社会的支持也是必不可少的。提高广大公众对肾脏病的认识,普及肾脏病的防治知识,对于维护人类的健康就显得尤为重要。

除了进行常规肾替代治疗外,饮食是非常重要的一个方面,合适的饮食可减少患者透析频率及并发症的发生。合理调配饮食,对患者长期存活及提高生存质量也是非常重要的。透析患者饮食的调整主要取决于目前的残余肾功能、尿量和透析频率。

1. 要摄入适量的蛋白质。长期低蛋白质饮食会导致营养不良、抵抗力下降,易患感染性疾病。因此,透析患者每天需要摄入一定的蛋白质才能保证营养需要。但是,蛋白质并非吃得越多越好,摄入量过多不但不能改善营养状况,反而会使体内毒素蓄积。一般透析患者每天每千克标准体重的蛋白质摄入量为 1.0 ~ 1.2 克,同时避免食用大量低生物效价的植物性蛋白质食品,如干豆类的绿豆、红豆、毛豆、蚕豆、豌豆,面筋类的食物,种子坚果类的花生、瓜子、核桃、腰果、杏仁等。

2. 透析患者要严格控制水、盐的摄入。限盐主要是限钠,血液中的钠离子是维持血浆渗透压的主要离子。如果钠过多,水分会从血管周围的组织中移向渗透压高的血管内,引起血管内水分过多,增加心脏负担,从而导致高血压、心力衰竭等情况的发生。在水肿、尿少、高血压和透析超滤不足等情况下必须严格限制钠和水的摄入,每天食盐不超过 3 克。

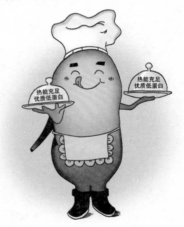

任何腌制加工的咸菜、罐头、熟食(香肠、火腿等),烹调时用的食盐、味精、酱油、辣椒酱、豆瓣酱、沙拉酱、番茄酱、蚝油、豆豉等,均是含钠高的食物,平时要尽量少吃或不吃。烧菜时可以用醋、葱、蒜、辣椒、芥末等替代食盐,以增加食欲。水分包括食物、水果、饮料、输液等所有进入身体中的液体,为此在日常生活中可使用有刻度的水杯有计划地饮水;在饮品中加入薄荷叶、柠檬片,或将饮品制成冰块含化来控制水分的摄入。盐的摄取量与水的摄取量是相伴随的,如果控制盐较理想,再控制水时一般不会感觉口渴。对于行血透治疗的患者,两次透析间期体重增加以不超过干体重的

3%~5%为宜。

3. 控制钾的摄入。血液中钾的含量太高会产生四肢无力、口舌发麻、心律失常，甚至心搏骤停。一般鸡精、浓肉汤、巧克力、可可、咖啡、茶、运动饮料等含钾较高，哈密瓜、桃子、奇异果、香蕉、枣子、番石榴、橘子、杜果、柿子等也尽量不要选择。对于香菇、草菇、番茄、各种干鲜豆类、木耳、海带、土豆、胡萝卜、黄豆芽、空心菜、菠菜、豌豆苗、蚕豆芽等蔬菜，透析患者也要高度注意。

4. 控制磷的摄入。透析患者因肾衰竭不能将磷排出体外，易发生高磷血症。高磷血症可以导致继发性甲状旁腺功能亢进、肾性骨病及软组织钙化等，表现出骨脆而易折、皮肤瘙痒难忍等症状。经口摄取的磷过多是造成高磷血症的原因之一，富含蛋白质的食物往往含磷也高，所以患者应尽量少吃坚果、菇类、动物内脏、虾米（虾皮）、豆类、芝麻酱、全谷类等含磷高的食物，同时少饮可乐、茶叶。

5. 注意补充维生素。患者食欲不佳可能导致摄入的维生素太少。另外，慢性肾衰竭本身可以使水溶性维生素发生改变。因此，要不断地补充 B 族维生素、维生素 C、维生素 D 等，以确保摄入足够的维生素。

6. 可食用谷类、杂粮和豆类种子的外皮、蔬菜的茎叶等膳食纤维，来保持大便通畅，增加体内毒素的排出，减少磷的吸收。对于行动不便、长期卧床的患者，可以顺时针方向按摩腹部，以促进肠道蠕动，帮助排便。

7. 平时认真做好饮食记录，内容可包括食物的名称、摄入量、烹饪方法及耗油量、调味品、水等。尽量做到食物称重。液体食物用毫升（mL）；固体食物用克（g）；半固体食物（如粥），可以用毫升（mL）或克（g）；混合性食物（如包子、饺子、馄饨、锅贴、馅饼等）应按面的重量及馅（如肉、菜及其他配料）的名称、重量分别记录。

内瘘的自我护理

血液透析是治疗慢性肾衰竭的有效方法。进行血液透析的先决条件是建立并保持有效的血管通路，目前临床上常以动静脉内瘘作为首选血管通路。这种使动静脉在皮下吻合建立的血管通路，能提供治疗所需的血流量，保证患者血透的顺利进行，也可确保患者的透析效果，是透析患者的生命线。内瘘使用时间的长短与疾病、护理等多种因素有关。为了确保内瘘的长期使用，患者除了配合医生积极治疗原发病、防止低血压外，还要学会进行内瘘的自我护理与观察。

1. 内瘘术后 1 周伤口无感染、无渗血、愈合良好的情况下，每天用内瘘侧手捏握皮球或橡皮圈数次，每次 15 ~ 20 分；或用止血带压住内瘘侧手臂的上臂，使静脉适度扩张充盈，每天 2 ~ 3 次，每次 5 ~ 10 分；局部肿胀者可用热毛巾热敷内瘘侧手臂，以促使血管扩张，内瘘尽快成熟。

2. 做到"六个坚持"。坚持良好的卫生习惯，透析前确保手臂清洁；坚持每日触摸内瘘有无搏动、震颤，倾听瘘管杂音；坚持遵医嘱，进行合理的饮食和水分控制，并进行适宜的运动；坚持遵医嘱，定时服药，维持良好的血压；坚持透析针头拔出后轻压穿刺部位止血，压迫强度以不渗血且能扪及震颤和听到血管杂音为宜，停止压迫后注意观察有无渗血；坚持配合护士，遵循"穿刺方案"，变换穿刺部位。

3. "五个不要"。不要在皮肤消毒后或透析治疗过程中用手接触无菌区域；不要在内瘘或移植血管侧佩戴手表、首饰，避免衣袖过紧；不要在内瘘或移植血管侧肢体携带重物；睡觉时不要压迫内瘘；不要在内瘘侧肢体进行静脉注射药物、抽血及测血压。

◀ 腹透的自我护理 ◀◀◀

腹透较血透而言，操作方便，可以由患者自己在家里完成，所以又叫居家腹透或家庭腹透。然而，一旦操作不当，会造成较为严重的并发症，影响腹透导管的使用寿命，故在日常生活中要注意以下几点。

1. 洗澡时应使用淋浴的方法，使水流自上而下冲洗，并可使用人工造瘘袋保护导管处皮肤，防止感染。洗澡后立即对导管处皮肤进行消毒。在操作前确保环境清洁，洗手、戴口罩，严格无菌操作。常规情况下导管出口处皮肤每 2 天消毒清洁护理一次，如有感染或痂皮，则每天护理一次。碘伏帽一次性使用。

2. 注意观察有无伤口渗漏。准确记录透析液输入及流出量（若流出量少于输入量，应暂停透析寻找原因），观察流出液的色泽及澄清度。如遇引流不畅、腹胀、腹痛等迹象，要立即就诊，及时处理。

3. 导管妥善固定,外露短管与连接管之间紧密连接,避免脱落。外露短管每 3 ~ 6 个月必须更换一次。如导管破损或开关失灵,则应及时更换。

▶ 运动锻炼 ◀◀◀

运动可以分为有氧运动及无氧运动。透析患者可进行散步、划船、爬山、打太极拳等有氧运动。因其可以帮助改善心肺功能,加速新陈代谢,但这些运动的前提是不能过度劳累。一定要把握适量的原则,运动量应循序渐进,以自身不感到疲劳为宜。如果是腹透的患者,则应避免腹部受撞击,或是急速增加腹压的运动,如足球、

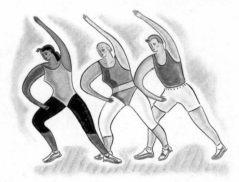

拳击、仰卧起坐等。如患者在运动过程中出现头晕、冒冷汗、面色苍白、胸闷等情况,应立即停止并休息,必要时要去医院就诊。

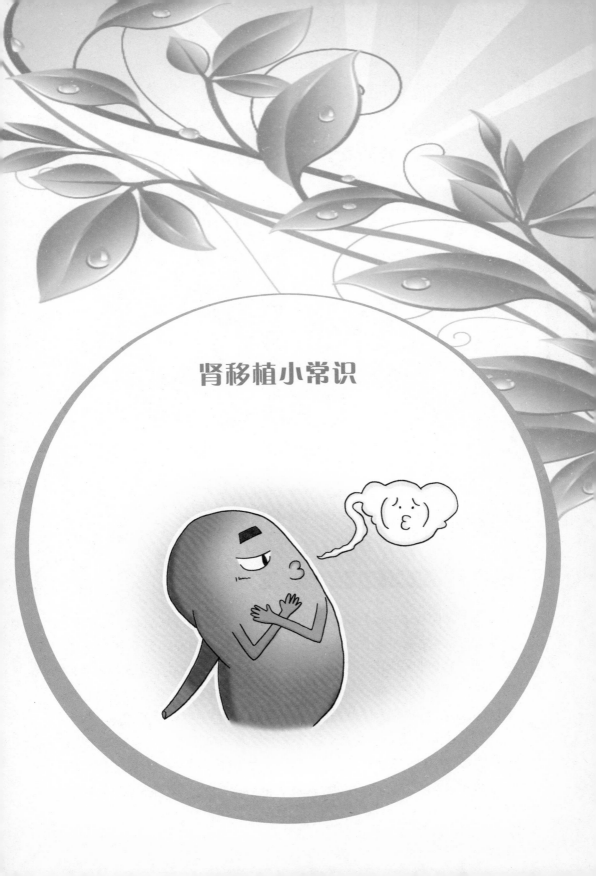

三个肾的故事——移植肾的工作原理

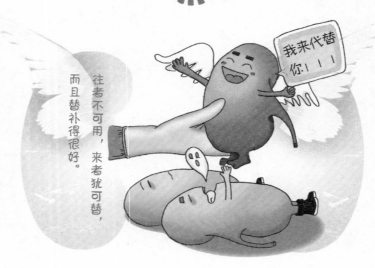

往者不可用，来者犹可替，而且替补得很好。

我来代替你！！！

随着医疗技术水平的不断发展，越来越多的尿毒症患者已接受或等待接受肾移植手术，肾移植成为治疗尿毒症的最佳方法。但是，患者也有不少疑问。

◀◀◀ 得了尿毒症必须做肾移植手术吗 ◀◀◀

在目前阶段，无论是血透还是腹透都不能完全替代健康肾的生理功能，只能清除水分和部分毒素（小分子毒素），也没有肾的内分泌功能。随着透析时间的延长，中大分子毒素会蓄积在体内，导致心血管疾病、营养不良、骨病、神经病变等慢性并发症，影响患者的生活质量和长期存活。因此，只要身体状况允许，推荐尿毒症患者做肾移植，这样患者才有机会完全恢复肾功能，可以像正常人一样工作、生活，明显提高生活质量，继续演绎精彩的人生。不过，因为肾源紧缺，大部分尿毒症患者须先接受一段时间的血透或腹透来等待合适的肾源，还有一些重症尿毒症患者要先通过透析改善身体状况,以能够耐受肾移植手术。

除了少数活体肾移植的患者外,接受肾移植的尿毒症患者基本上均接受了维持性血透或维持性腹透治疗。

何时做肾移植最好 ◄◄◄

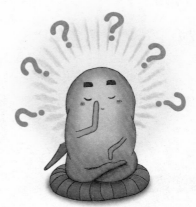

虽然血透或腹透在维持时间上没有明确的限制,但只要全身情况允许,确诊尿毒症后越早接受肾移植对患者越好。因为,随着长期血透或腹透,患者的全身营养状况、血管条件、心血管功能等方面都会受到影响,透析时间越长,肾移植术后并发症的风险也就越大。但是,肾源紧缺是我们无法回避的问题,往往需要排队等待 3 ~ 5 年才能做上肾移植,有时候着急也没有用。

移植前要了解哪些知识 ◄◄◄

首先,并非所有尿毒症患者都适合做肾移植。在接受肾移植手术前,应对患者进行全面细致的评估,包括原发病种类、年龄、各器官系统的健康状况、是否有潜在感染、肿瘤等。其中,原发病类型对术后免疫抑制剂的选择会有一定的影响,如肾小球肾炎或糖尿病肾病患者的免疫治疗方案不同。所以,如有条件,医生要在手术前再次明确患者的原发病种类。

一般而言,患者在肾移植术前应处于一种相对"健康"的稳定状态,不伴有炎症、肿瘤、结核、活动性肝炎等疾病,因为手术以后将会服用大量免疫抑制剂,会使这些疾病活动或加重。受者(尿毒症患者)在术前需要做一系列检查,包括血常规、血型、凝血功能、心电图、血生化等常规检查,潜在的感染、肿瘤等指标的筛查,还有群体反应性抗体、人类白细胞抗原等免疫学检查。

做上述检查的目的很明确——确定患者目前的状态是不是适合接受肾移植;如果适合,让每位受者找到最适合自己的供肾,让肾移植术后急性排斥反应等并发症的发生率尽可能降到最低。我们知道,移植肾是"别人的东西",植入后会受到自身免疫系统的识别并产生排异反应,这会影响移植肾功能的发挥,甚至导致移植肾失功能。这也是绝大多数肾移植患者需要终身服用免疫抑制剂的原因。

◀ 移植肾的来源 ◀◀◀

移植肾供肾的来源主要分为活体供肾和尸体供肾两种。活体供肾优于尸体供肾,特别是亲属活体供肾,如父母、兄弟姐妹、子女供肾,他们与接受肾移植的患者在组织配型方面可能有更多的相同或者相似点,总体来说远期的存活率最佳。

◀ 移植肾如何工作 ◀◀◀

肾移植是将来自供者的肾(移植肾)通过手术植入尿毒症患者体内,通常是下腹部髂窝的位置,代替病变的肾发挥功能。一般情况下,每位患者只需接受一个移植肾。因此,肾移植以后,人体将会拥有三个肾。但这三个肾中,真正发挥功能的只有一个,即移植肾。无论从解剖还是功能上,移植肾与正常肾无异。有患者会担心:只有一个肾工作,够不够? 其实,有极少数人先天就只有一个肾,有一些人因为肿瘤、外伤等原因切除了一个肾,仍能维持肾功能的稳定,原因在于肾有极为强大的储备功能,一个肾足以维持机体运转正常。那么,原有的无功能的肾要切除吗? 它会不会妨碍新肾?

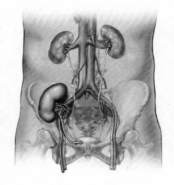

在肾移植的手术过程中,简单地说就是将移植肾的动脉和受者的髂内或髂外动脉相吻合,将移植肾的静脉和受者的髂外静脉相吻合,移植肾的输尿管和受者的膀胱或者输尿管相吻合,从而使移植肾在体内发挥功能。在大多数情况下无须切除患者自身已经病变的肾。

大部分接受肾移植的患者,在术后 1 周内其血肌酐水平就可恢复正常,因为移植肾在机体内正常发挥其功能,就可以将肌酐、尿素氮等代谢产物经尿液排出体外。这样，患者在肾移植术后就可以完全脱离血透或腹透，身体恢复后，就可以像正常人一样回归社会，让三个肾帮助他继续演绎精彩的人生。但也有部分患者存在着移植肾延迟恢复功能的情况。其原因有很多，诊断困难时就需要行移植肾活检来明确诊断。这部分患者往往需要继续血透或腹透，一直过渡到移植肾正常发挥功能。

一个肾的担忧——供肾是否有害健康

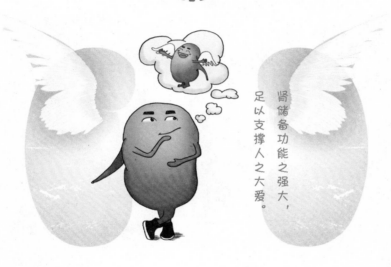

肾储备功能之强大，足以支撑人之大爱。

我国的供肾现状

对于尿毒症患者来说，肾移植是其恢复健康和生命活力的最佳治疗选择。然而，我们面临着一个全球性的难题——供者器官严重短缺，我国的情况更是不容乐观。目前中国每年等待肾移植的患者有上百万人，而每年能接受肾移植的患者仅有5 000例左右。大多数患者只能在漫长的透析中继续等待，其间部分患者有可能因发生了并发症而失去移植的机会,甚至丧失生命。

2012年3月8日是第七个世界肾脏病日,所提出的口号就是:"爱心捐肾,重获新生。"亲属活体供肾作为家庭内自救的一种方式,是指患者亲属自愿供肾,将其一个肾移植给亲属受者。通常供者与受者间具有血缘关系(如父母与子女、兄弟姐妹),也可以在无血缘关系的人之间(如夫妻之间)。亲属供者肾移植是解决供肾严重不足的有效方法。其优势还在于:亲属之间人类白细胞抗原(HLA)配型接近,移植肾的相容性更好,可降低排异的发生率,可减少移植后免疫抑制剂的用量,出现并发症的机会也较少。在术前须对供者进行全面检查,了解供者的健康情况,然后根据患者的需要及身体情况合理安排手术时间。并且供受者同时手术,可缩短供肾的缺血时间,移植肾的存活效果好。国内外有大量研究数据显示,活体供肾移植的移植肾长期存活率明显优于尸体供肾移植。

供肾是否有碍健康 ◀◀◀

不少人会担心:亲属供给自己一个肾后,会不会影响他们自身的健康和寿命? 这是许多患者和供者双方为之担心的问题。实际情况是,一个功能正常的肾足以满足人体的正常生理需要。对于健康人来说,捐出一个肾不会影响以后的生活。

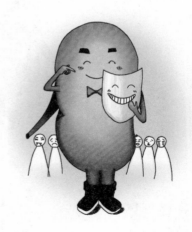

肾的储备代偿功能很强,即使肾功能有所减退,其排泄代谢物及调节水电解质平衡的能力仍可满足生理需要。只有肾单位减少达到60%以上时,才会出现肾功能失代偿的临床症状。从生理学上说,正常健康人捐献出一侧肾相当于减除约50%的肾单位,仍有10%以上的肾单位储备和应急能力。因此,捐出一个肾是可行的,对健康无大碍。

当正常健康人捐献出一侧肾后,保留的肾将在大小和功能上出现代偿性增加,而尿量和肾功能不会有明显改变。

为确保亲属供肾者的健康和安全,在供肾术前,医院会对供者进行全面的检查评估,排查可能存在的疾病。并且,医务人员会通过严格评估和筛选供体,采取适当的手术方式,确保手术安全。

事实上,亲属活体肾移植在国际上早已开始。美国从 2001 年以来,活体供肾年移植量已达 6 000 余例,显然超过了尸体供肾移植数量。在日本,每年活体供肾肾移植数量则占到肾移植总数的 60% 以上。

超过 20 年的随访调查显示,活体供肾者术后长期生存率与同期普通人群相比无显著差异,在某些时段供肾者的生存率甚至高于同年龄段、同性别的正常人群生存率。

谁是合适的供肾者

原则上,亲属中年满 18 周岁,精神状态正常,无糖尿病、肾脏病、心血管疾病、传染病、癌症以及家族遗传疾病等病史,并且自愿献肾者,均可作为适宜的供者。

目前认为活体供肾的禁忌证主要包括:①年龄<18 岁或>65 岁;②存在严重疾病史,如心肌梗死、恶性肿瘤、慢性肝炎等;③血型不同或组织配型不合;④肾功能减退(包括蛋白尿、病理性血尿或有遗传性肾炎或多囊肾家族史者);⑤糖尿病;⑥血栓或其他栓塞病史;⑦肥胖(>30% 标准体重);⑧感染性疾病未被控制。

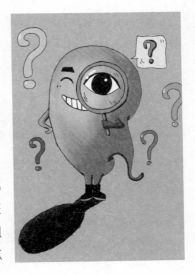

人体器官的捐献是神圣而严肃的。我国《人体器官移植条例》规定:人体器官捐献应当遵循自愿、无偿的原则。活体器官的接受人限于活体器官捐献人的配偶、直系血亲或者三代以内旁系血亲,或者有证据证明与活体器官捐献人存在因帮扶等形成亲情关系的人员。

活体器官捐献,必须在供者自愿、知情的前提下进行。供者能充分理解供肾风险,并有权利随时拒绝供肾。亲属捐肾手续很严格,必须经过法律公证。供者本人和至少 1 名直系亲属须联署提出捐献声明,内容包括自愿捐肾,无胁迫和利益交换。供者与受者身份认证及血缘关系须通过公安厅进行仔细确认。在亲属活体肾移植术前,手术须经由卫生厅正式审批。目前,我国医院一般不接受非亲属捐肾。

▶ 供肾者的术前检查 ◀◀◀

1. 确定供体的血型与受体的血型,须符合输血原则。

2. 进行常规检查,了解全身健康情况,如血常规、尿常规、肝肾功能、传染病指标、肝胆脾胰双肾输尿管 B 超检查、心肺功能检查等。

3. 进行器官配型检查:淋巴毒试验、人类白细胞抗原配型试验。

4. 进行肾图检查(了解双肾肾小球滤过率)、双肾 CT 平扫及双肾血管成像(了解肾血管有无变异),做手术前的最后准备。

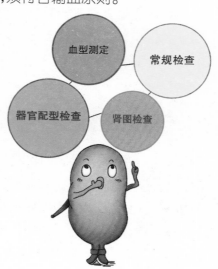

▶ 供肾者可能存在的风险 ◀◀◀

供肾者最大的风险主要是手术风险。多数情况下,与供肾切除相关的手术风险相对较小,并能得到及时处理。

供肾手术最可能出现的并发症是术后切口感染、泌尿系或肺部的感染等,不过在短期内基本可以恢复。最为严重的手术并发症是术中出血,可能须紧急输血抢救,发生的概率约为 2%。通常医疗组有经验,能及时处理和救治。供者因手术而死亡的极为罕见,早期国外报道,发生率约 0.03%。分析可能的死亡原因是肺栓塞、心脏病发作等。

严格的术前评估、丰富的手术经验、细

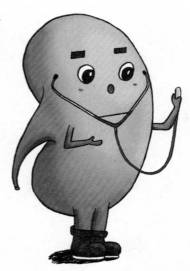

致的术后护理，都是可能减少手术风险的因素。

供肾者术后注意事项 ‹‹‹

建议供肾者术后 1 个月内以休息为主，不要过于劳累，要保持心情愉快，适当进行散步活动，尽量少提重物。根据个体恢复情况不同，通常术后 2~3 个月后可恢复正常工作。

供肾者术后饮食应清淡、新鲜、均衡，忌油腻，限制高胆固醇食物（如动物内脏、蛋黄、蟹黄、鱼子、肉皮、鸡皮等）的摄入。建议多吃绿叶蔬菜，避免食用胃肠道刺激性饮食（如咖啡、茶等），要戒烟戒酒。

为避免加重单侧肾负担，供肾切除术后，应注意：①如需使用抗生素，必须选择肾毒性低的药物；②慎用造影剂检查；③避免使用非甾体类解热镇痛药物。

术后须定期随访，通常在术后 1 个月、3 个月，以后每隔 1 年进行健康检查。注意复查血压、肾功能、尿常规等。

亲属捐肾移植，是传载生命赞歌与人间亲情的真实写照。它没有杂质，没有距离，更没有虚伪，仅仅是相通的血脉间彼此默默地相互关怀。

捐献肾，让生命在亲情之间延续！

爱，让生命之花重新绽放！

移植肾的正常获取途径

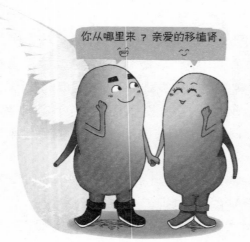

你从哪里来？亲爱的移植肾。

捐赠有限，亲情无价，每一种获助途径都是极其珍贵的。

前面提到，肾移植面临的一个世界性难题就是肾源短缺，让许多尿毒症患者都生活在无尽的等待中。那么，在我国，获取肾源的途径主要有哪些呢？

活体供肾

1. 有血缘关系的亲属供肾　最好的亲属肾供者是患者的兄弟姐妹；其次是患者的父母或子女，可选择最佳的 HLA（人类白细胞抗 T 系）匹配；再次还有堂兄弟姐妹、表兄弟姐妹、叔、伯、姑、舅、姨等，如果血型及 HLA 相对匹配，也可考虑。目前开展较多的是父母亲将自己健康的肾捐献给患病的子女。亲属活体供肾移植是尿毒症患者的最佳选择。国内外大量

亲属活体肾移植寻找新突破口

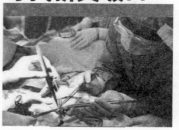

研究数据显示,亲属活体供肾移植的疗效明显优于其他类型供肾的肾移植,肾移植术后发生排异、感染等并发症的概率均较低,移植肾长期存活率明显提高。

2. 无血缘关系的活体供肾　如患者的配偶或与其无血缘关系的亲戚朋友供肾。此类供肾者捐肾必须出于自愿,而非出于经济上的原因。目前开展较多且比较鼓励的是夫妻之间的供肾,正所谓患难见真情,一方将自己健康的肾捐献给患病的丈夫或妻子,共同承担疾病给整个家庭带来的压力,对家庭和谐也有积极意义。无血缘关系的活体供肾必须符合 2007 年我们国家颁布的《人体器官移植条例》的各项规定,杜绝器官买卖或强制捐献,否则会视为刑事案件而受到法律惩处。

3. 供肾交换　很多患者的亲友愿意捐赠肾,但由于血型不合或交叉配型阳性难以实现直接移植,此时可通过建立供肾交换计划来解决。如一对夫妻因血型不合而不能进行活体供肾,另一对夫妻也有这样的情况,但是如果相互交换刚好能做到血型相合的话,在 HLA 等也相对匹配的情况下,就可以进行供肾交换。活体供肾交换计划能有效扩大活体供肾的数量,是大多数因血型不相容而难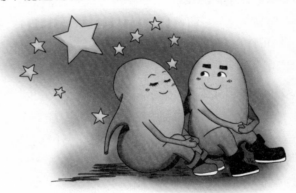以寻找到合适供者的首选。目前我国尚未建立起统一的器官分配网络,各种器官的分配及交流受到限制,因此,建立全国性的器官登记分配网络迫在眉睫。

总的来说,活体供肾具有以下优点。

🫘 扩大了供肾来源,使更多的尿毒症患者有机会接受肾移植。

🫘 活体肾移植的疗效明显优于尸体肾移植。

🫘 缩短了等待移植的透析时间,避免了长期透析无法避免的各种并发症,患者不必因长期等待供者而丧失移植时机。

🫘 透析时间越短,越有利于移植肾的长期存活。

❀❀ 术前能够详细检查,保证供肾质量。

❀❀ 可以根据患者的需要及身体情况合理安排手术时间,可在良好的环境下择期手术,保证了手术成功率。

❀❀ 缩短了供肾冷缺血及热缺血时间,减少了移植肾损伤,保证了器官良好的质量,有助于移植肾的功能能够在术后早期得到良好的恢复。

❀❀ 亲属之间 HLA 配型接近,相容性更好,可降低排异发生率,减少移植后免疫抑制剂用量,降低药物对机体产生的不良反应及费用。

❀❀ 促进家庭内的亲情关系。

◀ 尸体供肾 ◀◀◀

1. 心脏死亡器官捐献(donation after cardiac death,DCD) 指心搏、呼吸停止,器官处于无血供状态后的器官捐献,即公民在心脏死亡后的器官捐献。中国的 DCD 起步时间不长,国家层面也在积极研究探索中国 DCD 的各项事宜,期望能建立一个符合伦理和可操作的程序,在尊重患者权利的基础上,使得实施 DCD 合法、符合伦理并在医学上可接受,避免对患者、患者家属、受者和医护团队造成任何伤害的可能性。

DCD 必须坚持到供者无心肺功能并宣告死亡之后才能开始进行器官获取。因器官经历了较长的热缺血时间,获取过程中会发生组织缺氧、细胞稳态破坏、酸中毒、炎性因子被大量激活等,对器官造成一定损伤。有研究称,DCD 发生移植肾功能延迟恢复的情况较活体供肾明显升高,但移植肾 1 年存活率无明显区别。除了移植肾延迟复功外,DCD 还面临着术后

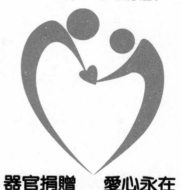

器官捐赠 愛心永在

感染等严重问题,甚至可能出现不可逆转的严重感染而危及受者生命。

近年来,DCD 移植数量增加很快,正在成为缓解世界移植器官极度缺乏的解决方法之一。相信在将来,DCD 供肾在肾移植领域会逐渐成为一种趋势,成为肾移植重要的肾来源。

2. 脑死亡器官捐献(donation after brian death,DBD) 指大脑、小

脑、脑干在内的全部功能完全不可逆停止后的器官捐献。DBD 供体的器官是较好的器官移植供体，因为在整个器官获取过程中一直存在心脏搏动，各器官的血液供应得以维持，器官组织不会缺血缺氧，而有着较强的活力，为移植成功提供了先决条件，也为器官移植提供了更多的供者。DBD 大多数是由意外交通事故引起的，死者生前往往身体健康，器官功能良好。但是，由于受到中国传统观念等各方面的影响，目前在中国 DBD 还不能有效开展。随着经济社会的不断发展，传统观念也会得以更新，加之脑死亡立法的完善，相信社会对 DBD 的态度也会趋于开放，这对拓展肾移植肾来源将有很大帮助。

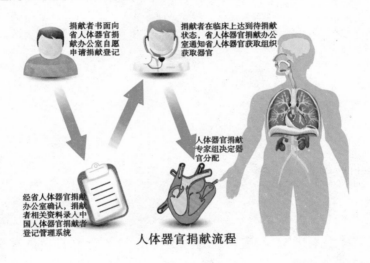

捐献者书面向省人体器官捐献办公室自愿申请捐献登记

捐献者在临床上达到待捐献状态，省人体器官捐献办公室通知省人体器官获取组织获取器官

人体器官捐献专家组决定器官分配

经省人体器官捐献办公室确认，捐献者相关资料录入中国人体器官捐献者登记管理系统

人体器官捐献流程

3. 未来其他供肾　随着肾移植的推广，来自人体的器官已经远远不能满足临床需要，因此，探索供肾的其他来源将是重要的任务。异种器官移植和生物工程是今后解决器官来源短缺的两个主要研究方向。目前通过基因剔除或基因重组等方法可培育出移植后不被排斥的基因剔除猪和转基因猪，在不久的将来可能获得用于人类器官移植的猪。另一个为等待移植的患者带来的曙光则是生物工程器官。人体各个器官均由干细胞分化而来，而成熟器官里又都存在干细胞，利用这些自体干细胞，通过诱导定向分化出自身所需的器官，可解决供肾短缺和移植排斥问题，但目前仍处于试验阶段。

肾移植术后怎么用药

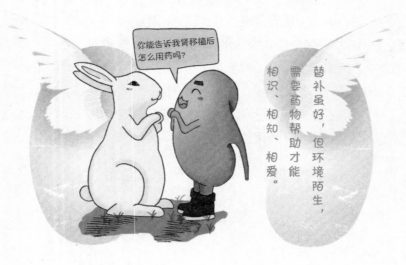

你能告诉我肾移植后怎么用药吗？

替补虽好，但环境陌生，需要药物帮助才能相识、相知、相爱。

肾移植后为什么要用药 <<<

很多接受了肾移植的患者有这样的疑问：我已经有了一个新的肾，体内的毒素都能排出了，为什么还要用药呢？为什么有的时候肾移植后服用的药比我移植前用的还要多？

要回答这些问题，我们首先要了解人体的免疫系统和肾移植后的排异反应。人体的免疫系统能够识别并清除攻击人体的病毒、细菌和异物，甚至能够识别和清除人体内的肿瘤细胞、坏死细胞及其他有害成分。在一般情况下，免疫系统维护人体内部环境的稳定，对机体的健康是有利的。然而，当新的肾被植入受者体内后，移植肾也会同细菌、病毒一样，受到受者免疫系统的识别和攻击，这就是我们常说的排异反应。排异反应是肾移植术后最常见的并发症之一，它对于移植肾来说是具有破坏性的。当肾移植受者发生排异反应时，临床上常表现为尿量减少、水肿、发热、移植肾区胀痛不适、血清肌酐水平升高、蛋白尿等，甚至会出现移植肾彻底失去功能，患者需要重新开始血液透析或腹膜透析治疗。所以说,肾移植并不是一劳永逸的,肾移植受者需要时刻关注排异反应的发生。为了减少发生排异反应的可能性,使移植肾能够更长时间地发挥作用,需要常规应用免疫抑制剂来抑制受者的免疫反应。

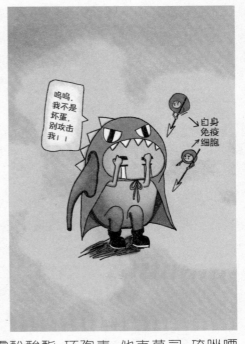

►►► 肾移植后要用哪些药 ◄◄◄

1. 免疫抑制剂　是一类能够抑制免疫细胞的增殖和功能、降低免疫反应的药物,目前广泛应用于各类器官移植后排异反应的预防和治疗。肾移植术后常用的免疫抑制剂有皮质类固醇激素、霉酚酸酯、环孢素、他克莫司、硫唑嘌呤、西罗莫司、抗 T 淋巴细胞抗体、中药制剂(如雷公藤)等。为了能够提高治疗效果并减少药物不良反应的发生,医生通常会选择其中的 3 种或者 4 种药物作为免疫抑制治疗的组合,以减少每种药的用量,达到在最小不良反应的基础上有效抑制排异反应发生的目的。

对于绝大多数肾移植受者,要想尽量延长移植肾存活的时间,必须按时服用免疫抑制剂,因为任何一次忘记服用免疫抑制剂,都有可能引发严重的排异反应,造成不可挽回的损失。许多免疫抑制剂如环孢素、霉酚酸酯、他克莫司、西罗莫司等,只有在达到一定的血液药物浓度后,才能在体内发挥作用,而服用药物的间隔时间和剂量都会对药物浓度产生影响,因此,肾移植受者须定时、定量服用免疫抑制剂,定期检查血液药物浓度,并按时随访,在医生的指导下调整剂量和治疗方案。

2. 其他药物　免疫抑制剂是肾移植患者需要长期服用的药物,为了预防或者治疗其不良反应,须联合其他药物。由于肾移植受者的免疫系统受到抑制,所以感染十分常见。感染也是肾移植患者死亡的重要原因,许多导致感染的病原菌在正常人群十分罕见,多见于免疫抑制患者,也就是我们所称的机会性病原菌,如巨细胞病毒、卡氏肺孢子虫等。因此,在术后的早期,通常为术后 1 年内,患者需要服用一些抗生素预防机会性病原菌的感染,如服用更昔洛韦预防巨细胞病毒,服用复方磺胺甲噁唑片预防卡氏肺孢子虫感染等。而当患者真正发生感染时,就需要根据感染部位、病原菌和患者的病情针对性地选择药物治疗了。在发生严重感染时,应适当调整原来的免疫抑制方案,帮助患者顺利度过急性感染期。

此外,随着肾移植技术的不断成熟和发展,越来越多的乙型肝炎病毒感染患者接受了肾移植手术,但是免疫抑制剂的应用,有可能使得原来处于潜伏状态的乙肝病毒大量复制,出现急性重型肝炎,严重威胁患者的健康。因此,携带乙肝病毒的肾移植受者术后必须终身服用抗乙肝病毒药物。

免疫抑制剂除了造成患者免疫力低下、易发生感染之外,还会产生一些其他不良反应。由于大多数免疫抑制治疗的组合方案中都有皮质类固醇激素,其常见不良反应之一就是增加钙排泄,而尿毒症患者往往身体内基础血钙水平偏低,因此,很多患者会出现骨质疏松,这也是为什么他们术后需要服用钙剂的原因。此外,一些免疫抑制剂还会造成糖尿病、血细胞减少、肝功能损伤等不良反应,这时候,就需要服用相应的药物进行治疗或更换其他种类的免疫抑制剂。

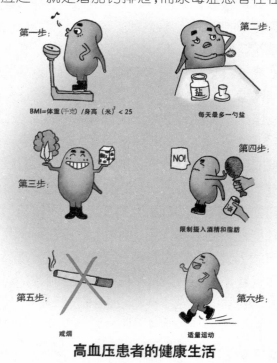

第一步:
BMI=体重(千克)/身高(米)^2 < 25

第二步:
每天最多一勺盐

第三步:

第四步:
NO!
限制摄入酒精和脂肪

第五步:
戒烟

第六步:
适量运动

高血压患者的健康生活

除以上几种药物之外,肾移植受者还须服用治疗基础疾病的药物,其中最常见的就是降压药。很多尿毒症患者都有高血压,有些是原发性高血压,有些是肾衰竭之后引起的肾性高血压。在肾移植受者中,一部分在术后血压恢复正常,一部分仍有高血压,甚至还有一部分本来没有高血压,由于手术及药物的原因出现高血压。对于这些并发高血压的肾移植受者,就需要通过饮食、运动及药物控制血压。在肾疾病中,高血压是一个重要的症状,它会促进肾脏病的发展,而肾功能的损伤也会造成血压的升高。对于肾移植受者,需要通过生活方式的干预和药物治疗,将血压控制在 130/80 毫米汞柱(17.3 ~ 10.6 千帕)以下。

总之,肾移植术后,如何保护移植肾功能,使其能够更长时间地发挥作用,是每一个肾移植患者必须面对的问题。而我们前面所提的这些药物,都是肾移植患者的常用药物,在减少排异反应、防治并发症、治疗高血压等方面都起到重要作用,最终使得移植肾能获得更长的生存时间。

肾移植患者的日常生活

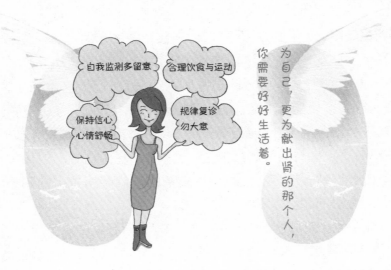

自我监测多留意　合理饮食与运动

保持信心
心情舒畅

规律复诊
勿大意

为自己,更为献出肾的那个人,你需要好好生活着。

肾移植受者在移植术后早期,需要住在层流病房,这段时间里医生和护士除了提供有效的医疗护理措施外,也会在生活起居上给予照顾,并告知患者许多需要注意的地方。但出院后有些患者经常会有这样的困惑：生活上有哪些方面是该注意的呢？下面我们就列举一些肾移植患者在生活中应该留意的细节。

乐观的情绪 ‹‹‹

乐观的情绪能使肾移植患者保持良好的精神状态，稳定、乐观的情绪有利于免疫系统保持稳定，增强抗病能力。肾移植患者本人应注意提高自身修养，心胸豁达，正确对待疾病及生活中遇到的问题，树立战胜一切困难的决心和信心，乐观地面对现实，积极地配合治疗。简单概括如下：①乐观向上，不要忧虑；②量力而行，劳逸结合；③起居有节，不要久坐熬夜；④术后 3 个月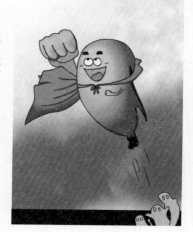或半年可根据身体情况恢复工作，但应避免重体力劳动。

科学合理的饮食 ‹‹‹

饮食规律，少量多餐，营养均衡。食用富含多种维生素和优质蛋白、低脂肪、低糖、低盐、易消化的食物。为防止骨质疏松发生，可间断食用含钙丰富的食物，必要时遵医嘱补充钙剂；但要注意防止补钙过量，以免加重肾负担。戒烟酒，减少或避免食用辛辣、刺激的食物。

1. 注意饮食卫生。不食未熟透的食品，不食隔餐剩食，不食已有烂疤的水果，不食切开后放置几小时的水果。

2. 禁食人参、蜂王浆、灵芝等免疫增强剂。避免食用葡萄和西柚，以免影响免疫抑制药物浓度。

3. 牛奶易引起腹胀，术后早期（1 ~ 2 天）胃肠蠕动未完全恢复时不宜饮用，待胃肠蠕动恢复后可以饮用。牛奶含钙质，适合补钙。最好选用低脂奶或脱脂奶。

4. 酸牛奶可调节肠道菌群，缓解腹胀。胃肠道功能紊乱及肝病患者可食用。

5. 新鲜蔬菜有利于补充多种维生素,并利于通便,可适当多食。

6. 西瓜利尿、解暑。

7. 进食合适的优质蛋白食物,如瘦肉、鱼、鸡蛋、鸡肉、鸭肉等。

8. 肾功能正常者可进食豆制品,利于降低血脂。

9. 勿暴食鸡、鱼、肉、蛋,以每日进食 50～150 克蛋白质为宜。少食动物内脏,以防胆固醇过高、尿酸增高。保证牛奶、蔬菜、水果的食用量,以补充钙和维生素。

10. 避免高糖、高脂饮食,以防血糖、血脂过高,影响肾功能。

适度的活动 <<<

不论肾移植患者的年龄、性别或者职业如何,适度的运动都是非常必要的,但要注意避免过度劳累。

1. 规律地运动。术后 1 个月可以开始散步,6 个月后可以骑自行车甚至游泳。

2. 活动要由少至多,慢慢增加,以不感到疲劳为宜。

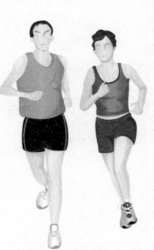

3. 手术后 3 个月内不能提重物。

4. 注意保护好肾。因移植肾位置表浅,应避免挤压和碰撞,不要骑摩托车、踢足球、打橄榄球、打篮球、打排球等。

5. 依个别情况回到学校或工作岗位,要视以下情况而定:

   ◖◗ 手术后服药的剂量。

   ◖◗ 工作的形式及性质。

   ◖◗ 一天的工作中是否有固定的休息(午睡很重要)。

术后的自我监测 <<<

1. 体重:坚持每日称体重。每天早上起床后同一时间,穿同样的衣服,大小便解完,测量体重。每天体重增加应少于 1 千克。

2. 尿量:正常尿量 1 500～2 500 毫升/24 小时,正常夜尿量少于

750 毫升/12 小时。如 24 小时尿量少于
1 500毫升,为尿量减少,要寻找原因,检查
是否喝水太少或体重增加;少于 500 毫升为
少尿。

3. 体温:每天早上、下午在固定时间各
测量体温一次,正常人腋窝温度为 36 ~
37 ℃。注意:量体温前半小时不要进食任
何食物,不要饮开水,不要抽烟。

4. 血压:每日早晚固定时间各测一次,测量前休息 10 ~ 15 分。
血压控制在 110 ~ 140/80 ~ 90 毫米汞柱(14. 6 ~ 18. 6/10. 6 ~
12. 0 千帕)。

5. 移植肾有无疼痛。

6. 注意呼吸道、消化道及关节、视力等症状。

建议肾移植患者出院后准备以下物品:体温表、体重秤、血压计、记
录本、房间消毒所需的紫外线灯。

◀ 观察移植肾排异迹象 ◀◀◀

出现下列情况时,应及时就医,这些可能是移植肾排异的信号:
①移植肾区疼痛、刺痛、伸直下肢牵引痛、肿胀;②尿量减少,体重增加;
③体温升高;④血压升高;⑤血肌酐、尿素氮升高;⑥不明原因乏力、腹
胀、头痛、食欲缺乏、关节酸痛、心动过速、情绪不稳、烦躁等。

◀ 术后复查时间 ◀◀◀

肾移植康复出院后须定期进行门诊复查和随访。建议:①术后
3 个月内,每周复查一次;②术后 3 ~ 6 个月,每半个月复查一次;③术后
6 ~ 12 个月,每 1 个月复查一次;④术后 2 ~ 3 年,每 2 个月复查一次;
⑤术后 3 年以上,每 2 ~ 3 个月复查一次。

注意:若有排异迹象、在调整药物期间及生活中有任何身体不适
等,要随时复查。肾移植术后复查内容:血常规、尿常规、血生化、抗排
异药物浓度(一般查服药前浓度,或遵医嘱化验)。

◀ 术后服药注意事项 ◀◀◀

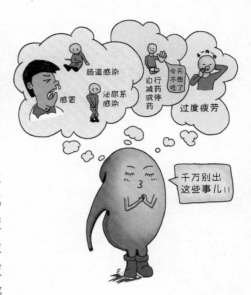

1. 严格按医嘱用药,服用抗排异药物时间应固定,肾移植患者一般间隔 12 小时服药,不能漏服或重服。

2. 测定抗排异药物的血药浓度,采血时间一般为早晨未服抗排异药物时,此时药物在体内浓度最低(谷浓度),临床医生一般以谷浓度来判断药物是否在有效浓度范围之内,并根据它来调整药物剂量。

3. 随着肾移植术后时间的推移,抗排异药物有效血药浓度范围也相应不同,医生会根据情况及时调整剂量,患者不能擅自加药或减药。

4. 一些药物(如护肝药物五酯胶囊等)会影响抗排异药物在体内的血药浓度。患者应遵医嘱服药,切勿自行乱服药。

5. 当更换不同剂型、厂家,甚至不同批号抗排异药物时,应在更换后 7 天左右监测一次抗排异药物浓度,防止血药浓度过高导致药物毒性或过低而导致排异现象。

◀ 术后预防感染的措施 ◀◀◀

1. 患者房间内早晚两次紫外线照射,消毒前除尘擦地,每次消毒半小时。每周擦拭灯管一次(有条件者可用 95% 乙醇擦拭)。一根灯管使用 1 000 小时须更换。

2. 在家不必戴口罩。在各种传染病流行季节不要去公共场所。若必须到公共场所,则应戴上口罩,以保护自己。

3. 注意饮食卫生,避免食用生冷食物。

4. 预防外伤,不要忽视小伤口,有皮肤黏膜损伤要及时就医。

5. 不要饲养家禽、宠物,以免受到细菌感染。

6. 与患病的亲友保持距离,尽量避免与患者接触。

7. 避免接受活疫苗预防注射,如卡介苗、麻疹疫苗等。狂犬疫苗属于死疫苗,可以接种。

8. 保暖、避免受风寒、有汗要擦干及换衣,以防感冒。

9. 多饮水,勤排尿、不憋尿,注意个人卫生,勤换内裤,预防尿路感染。

10. 应充分地休息,勿过度劳累。

术后的性生活 ◄◄◄

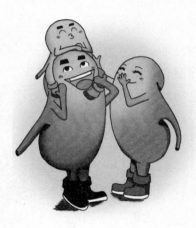

1. 手术后至少 6 周且觉得舒适后方可开始性生活,要注意保护移植肾的解剖位置。

2. 性生活的频率要有节制,量力而行,以次日精神好、无疲劳感、无腰酸等症状为前提。

3. 男性在血液透析期间可能会有性功能丧失的情形,某些药物(如抗高血压药物)会影响性功能。

4. 女性在手术后仍有生育能力,月经于手术数月后可以恢复,即使不规则,仍可排卵。

5. 女性节育期间,每 6 个月要做一次妇科检查。因抗排异药物会引起子宫颈细胞的改变,加上易于感染,所以要定期检查。

6. 女性考虑生育时,要慎重。如果决定要生育,必须充分考虑以下几点:

❋ 至少等肾移植手术 2 年后。

❋ 肾功能须良好。

❋ 抗排异药物剂量须低。

❋ 必须没有身体上的其他问题。

❋ 在决定之前须与医师讨论。

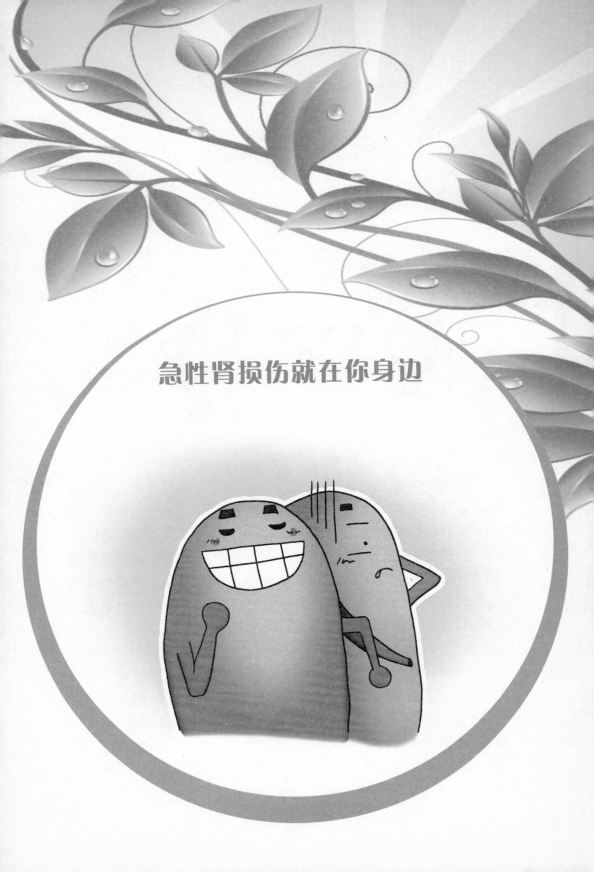

急性肾损伤就在你身边

警惕急性肾损伤的发生

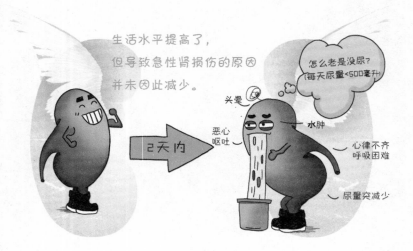

　　什么是急性肾损伤？提到"肾损伤"和"洗肾"，大部分人往往会把它们和"尿毒症"这个可怕的字眼画上等号，感到十分紧张和害怕。其实，肾损伤分急性和慢性，需要长期洗肾的"尿毒症"仅指慢性肾损伤的晚期，而部分急性肾损伤只要得到早期诊断和及时治疗，肾功能是可以基本恢复正常的。可见，早期诊断是关键，而早期诊断的前提是尽早就诊，因此，让大家了解急性肾损伤的相关知识，从而警惕其发生是十分必要的。在开始讲解前，先介绍一个典型的病例。

　　王女士，52 岁，平日定期体检，除有高血压外身体状况良好。3 天前因在外饮食不洁出现腹泻，每天 10 次左右，水样便，次日急诊于当地医院。测血压值正常（但较平时低），考虑为急性肠道感染，给予庆大霉素静脉滴注治疗。之后几日一直觉得恶心想吐，并发现尿量逐渐减少，查肾功能发现肌酐高达 908 微摩/升，医生考虑急性肾损伤的可能性比较大。经过 4 次洗肾及其他对症治疗，2 周后肌酐恢复正常，尿量也逐渐恢复。

目前国际上普遍认同的"急性肾损伤"是指：肾功能的突然减退（在48小时内），表现为血肌酐升高绝对值≥3毫克/升（≥26.4毫摩/升），或血肌酐较基础值升高≥50%，或尿量减少。

肾是人体的重要器官，它的基本功能是生成尿液，借以清除体内代谢产物及某些废物、毒物，同时经重吸收功能保留水分及其他有用物质，如葡萄糖、氨基酸、钠离子、钾离子、碳酸氢钠等，以调节水电解质及酸碱平衡，从而保障机体的内环境稳定。肾功能突然发生问题就会出现排尿障碍，无法排出体内聚集的废物，从而产生一系列千变万化的症状，一般表现为突然出现的尿量减少、水肿、头晕、恶心、呕吐、心律失常、呼吸困难等。正常人每天的尿量为 1 000 ~ 2 000 毫升，平均为 1 500 毫升，如果你每天的尿量突然减少至不到 500 毫升，则强烈提示

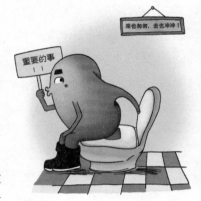

肾功能出现问题。但需要注意的是，尿量正常并不能排除急性肾损伤。有时候尿量正常但排毒功能减退（无功能尿液），毒素短时间在体内蓄积会让人丧失食欲，恶心感愈来愈严重，并且开始呕吐。如果未能及时加以治疗，嗜睡、精神错乱、痉挛甚至昏迷等症状也会发生。所以，突然出现以上症状时，要警惕是否发生急性肾损伤，应及时到医院就诊。有些人在症状出现后，习惯观察两三天，看情况再到医院就诊，这可能会延误急性肾损伤的诊断和治疗，往往因此而错过最佳治疗时机，造成肾的不可逆损伤，甚至危及生命。而在发病早期，医生可以通过增加肾的血流量、血液净化清除毒素以及一系列对症支持治疗来恢复肾功能。以下这个病例可能对我们有所启示。

一位年轻男性，平素体健，每年常规体检肾功能均正常。有一次感冒、低热，因几日后要到外地出差，急于缓解症状，自行服用几种退热药，次日起床后觉得没什么尿，后来喝了 1 000 多毫升水，到下午仍不排尿，虽然暂时也没什么不舒服，但他还是觉得不对劲，到医院一抽血检查，显示肾功能已明显下降，诊断为"急性肾损伤"。后来经急诊血液透析几次，并积极对症治疗后肾功能才慢慢恢复正常。试想，如果他对突

然的无尿不加注意，不及时就诊，失去了最佳诊治时机，那么就可能会造成肾功能的不可逆损伤。

为什么会发生"急性肾损伤"？从专业角度讲，其原因可分为肾前性、肾性和肾后性三类。通俗一点来解释，肾前性原因就是流到肾的血流明显减少，例如患者严重呕吐、腹泻造成身体脱水，或心功能不好，心脏不能射出足够的血。第一个病例中的王女士有较严重的水样便，且有血压相对降低，说明存在脱水情况，从而使流经肾的血流减少，造成肾缺血，肾不能形成足够的尿液排出废物，导致毒素在体内蓄积。肾性原因比较多，比如急进性肾炎、急性肾小管坏死、急性间质性肾炎以及肾前肾后原因持续不缓解等。比较常见的原因还有药物肾毒性，如一些抗生素、止痛药、重金属、有机溶剂、中药等，药物可直接对肾产生毒性作用，影响肾功能。因此，平时服药要在医师指导下进行，静脉用药应在医院进行，发现异常情况应及时检查。第一个病例中的王女士发生急性肾损伤和抗生素的使用有关，第二个病例中患者的急性肾损伤则与其乱服感冒药、解热镇痛药相关。肾后性原因指泌尿道发生梗阻使尿液无法排出，常见的有男性前列腺肥大、女性盆腔肿块等。

通过以上的介绍，相信大家对肾的基本生理功能、急性肾损伤，以及出现哪些症状时应警惕急性肾损伤的发生有了初步的了解，这有利于急性肾损伤的早发现、早治疗。只要及时去除病因，并联合临时血液净化及一些对症支持治疗，相当一部分患者的肾功能可恢复至正常或基线水平。

那么，哪些人、哪些情况下容易发生急性肾损伤？如何避免急性肾损伤的发生？下一节就向大家介绍其发生的危险因素。

注意急性肾损伤的危险因素

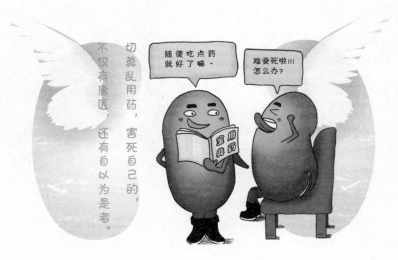

切莫乱用药，害死自己的，不仅有庸医，还有自以为是者。

随便吃点药就好了嘛·

难受死啦!!! 怎么办?

也许有人会疑惑：急性肾损伤真有那么可怕吗？如果不能及时发现并早期治疗，它往往可以在短期内就摧毁肾的正常工作能力，还能因此产生类似多米诺骨牌那样的联动作用，影响到身体内其他一些重要的内脏器官，导致心、肝、肺等多种脏器功能障碍的严重并发症，医学上称为多器官功能障碍综合征。多器官功能障碍综合征是临床上死亡率最高的病种之一，危害极大。因此，一旦出现急性肾损伤的危险因素，应尽快纠正和控制，努力避免和减少其发生急性肾损伤及可能给疾病治疗带来很大难度的多器官功能障碍的机会。

一些特定因素的存在可使急性肾损伤的出现概率升高，称为急性肾损伤的危险因素。这些因素无处不在地伴随着我们，日夜"潜伏"，伺机作乱。正确处理这些潜伏在我们身边的危险因素，可起到有效的预防作用，从而减轻急性肾损伤的危害性。通常，老年人和婴幼儿、外科手术后患者（尤其是接受心脏手术或外科大手术者）、糖尿病患者、长期高血压控制不良者、慢性心功能不全者，以及已经存在慢性肾脏病的患者等属于高危人群。他们比普通人更容易在某种特定情况下由于一些潜在因素的作用出现急性肾损伤。

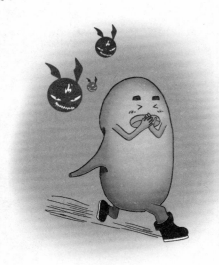

老年人由于身体的自然衰老,常合并各种慢性疾病,肾功能退化,对药物的解毒能力下降;儿童或婴儿由于体型小,液体存储量相对较少,更容易出现脱水、低血压等血容量不足的情况。同时,由于这两个年龄段的群体免疫力弱,特别容易生病,并且对肾毒性药物的敏感性高,耐受性差,药物应用的安全范围窄,故应尽可能不用或少用具有肾毒性的药物。如无法避免而必须使用,则需要调整给药剂量,减少用药量,并注意保护和监测肾功能。

除了年龄因素,当身体暴露于某些急性或重症疾病时,肾往往首当其冲。在收治危重症的 ICU(重症监护病房)里,急性肾损伤是威胁患者生命的最常见因素之一,出现概率可占 30% 以上。其产生急性肾损伤的原因复杂,可由多重因素相互影响、共同作用。当患者存在下列情况时,应特别重视肾功能的保护,以免出现急性肾损伤:

　　各种原因所致的大量失血(如外伤、手术中失血等),多种原因和途径的液体大量丢失(如呕吐、腹泻所致胃肠道失水,多尿肾性失水、皮肤性失水等),均可造成血容量不足,此时流向肾的血液减少,致肾缺血,容易诱发急性肾损伤。

　　接受心外科手术或其他外科大手术后。

　　心源性休克、心功能不全、血压过低等心血管疾病。

　　严重感染和败血症。

　　严重创伤,如烧伤、挤压伤、严重骨折等。

　　妊娠高血压综合征、子痫等产科重症并发症。

日常生活中,生病吃药是常事,可"有病乱吃药"祸害匪浅。头疼脑热,乱服感冒药、止痛片,出现急性肾损伤的病例并不少见。殊不知,无论中药还是西药，大多数药物需要经肾排出体外。是药三分毒，这毒性大半是入了肾，过量或长期服用都会"伤肾"。药物成为我们身边引起急性肾损伤的最常见的危险因素。民间长期存在"感冒就吊盐水瓶，家中长备抗生素，止痛药物随意吃，偏方草药赛灵丹"的不良习惯，在医疗用药中，如不加重视，也很容易出现药物性急性肾损伤，使治病的药成为"致病"的药。最常见的致肾损伤的药物种类包括：

ᢙ▶ 抗生素：氨基糖苷类抗生素（庆大霉素、阿米卡星、依替米星、硫酸异帕米星等）和万古霉素肾毒性强，头孢菌素类抗生素也是诱发肾损伤的常见药物。

ᢙ▶ 利尿剂。

ᢙ▶ 影像学检查所用的离子型含碘造影剂，如泛影葡胺等。

ᢙ▶ 手术用麻醉药。

ᢙ▶ 中药，如减肥药、排石冲剂中的木通、厚朴、防己、苍耳子、朱砂等。

ᢙ▶ 抗恶性肿瘤药物。

ᢙ▶ 解热镇痛药。

这些药物在脱水、糖尿病、肝硬化、慢性肾脏病患者及老年人、幼儿中应用时特别危险，易诱发急性肾损伤，选择用药前必须充分评估肾功能并定期监测，尽可能选择疗效相似而肾毒性小的替代品。

此外，已存在慢性肾疾病的患者，由于肾的自我调节功能受损，当合并某些加重肾损伤的因素如感染、尿路梗阻、水电解质紊乱、肾毒性药物使用时，可引发病程进展从慢性转向急性肾损伤。

总之，防微杜渐，审慎用药，急性肾损伤的防治还须从身边的点滴做起。

急性肾损伤与水平衡

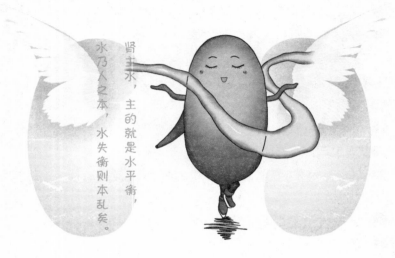

肾主水，主的就是水平衡，水乃人之本，水失衡则本乱矣。

如前文所述，急性肾损伤是由多种原因引起的急性肾功能减退，突出表现为尿量减少和代谢产物（毒素）不能排出体外。过多的水分和代谢产物在体内蓄积，可引发一系列后果，严重时可危及患者的生命。与代谢产物蓄积相比，尿量减少导致水平衡失调的后果往往更为严重：轻者可引起皮下水肿，严重时可导致高血压、胸水、腹水或心包积液，更为严重者可导致脑水肿、急性心功能衰竭等，直接威胁患者的生命。

既然"水平衡"如此重要，那么人体是如何保持水平衡的呢？打个比方，人体内的水就好比是一个浴缸内的水，每天放入这个"浴缸"内的水分主要有 3 个来源：直接饮用的水、食物中的水和自身水。除了直接饮用的水以外（占摄取量的 40% 左右），几乎所有的食物内都含多少不等的水分（占摄取量的 60% 左右），水果和蔬菜内的水分多一些，肉类和谷物内的水分少一些；除了从嘴巴摄入的水分外，比较容易忽略的是每天人体自身也可产生水，叫作自身水，每天大约 500 毫升。有进就有出，人体每天通过不同渠道将"浴缸"内多余的水分排出体外，并且根据摄入量的多少，精确调节排出水分的量，即"多吃多排、少吃少排、不吃也排"。

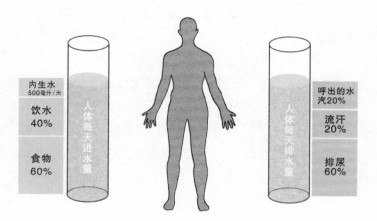

机体是如何排出多余的水分，从而保持水平衡的呢？我们首先看一下体内通过哪些途径排出水分：最主要的排出途径就是通过我们的肾了。每天都有大量的水分经过肾小球的滤过进入包氏囊中（原尿），99%的水分在经过肾小管的时候会被重新吸收，只有1%的水分最终进入输尿管和膀胱并排出体外，这就是尿液。正常人在正常饮水的情况下每天产生尿液的量为1.5～2.0升（占排出量的60%左右）。此外，通过呼吸道和消化道也可排出一定量的水分（占排出量的20%左右）。这个排出的量变异较大。如严重腹泻的患者，每天从肠道排出的水分可以达到很大的数量，如果没有及时补充，很容易引起全身脱水、低血压甚至休克，特别是儿童或老年人这些本身机体调节能力比较弱的人群，腹泻时及时补充足够的水分显得非常重要。最后就是通过皮肤失水了（占排出量的20%左右），这部分失水临床难以精确测量，容易被忽略，称为"隐性失水"，当人体发热的时候，通过皮肤失水的量会明显增加。正常情况下，人体的"进水量"和"出水量"是一样的，即机体保持着水平衡。

急性肾损伤时水平衡失调是怎么产生的呢？当急性肾损伤时，大多数患者出现"少尿"，有些患者甚至出现"无尿"，人体主要排水的途径——肾排水出现功能障碍。这个时候，如果仍摄入较多的水分，就会出现"水过多"甚至水中毒的临床表现。就好比浴缸的出水管堵住了，如果仍然放入较多的水，水就会溢出。人体血管内的容量是固定的，多余的水分没有地方去，就会渗漏到组织间隙，引起水肿。早期皮下水肿尚不会带来严重后果，一旦引起胸腹水、脑水肿或急性左心衰竭，就会威胁到患者的生命。

急性肾损伤引起的水平衡失调该如何治疗呢？其实，治疗的原则很简单，即限制水分和钠盐的摄入，同时增加其排出。有的病友可能会问：限制水分的摄入容易理解，但为什么要限制钠盐呢？这是因为，急性肾损伤的时候，肾排水和排钠盐的功能均下降，如果不限制钠盐的摄入，可引起血液的渗透压升高，导致血容量进一步升高，加重高血压、左心功能不全等水中毒的表现。增加水分和钠盐的排出需要借助药物的作用，临床上常用的药物是利尿剂。这些药物作用于肾小管，增加水分和钠盐的排出，在许多类型的急性肾损伤时可以有效增加尿量，以解"燃眉之急"。美国学者对1 000例急性肾损伤患者的一项研究表明，急性肾损伤后应用利尿剂治疗可降低患者的死亡率，该效应可能由体液平衡所介导。这项研究告诉我们，在急性肾损伤患者中使用利尿剂的重要性。但要注意以下几点。

1. 并非所有类型的急性肾损伤均适合使用利尿剂。为什么要这样说呢？首先我们前面说过，急性肾损伤并非一种单一疾病，其病因非常复杂，并非所有类型的急性肾损伤均存在血容量增加，有些类型的急性肾损伤患者血容量不变，甚至减少。比如前面说到的严重腹泻可引起低血容量性的急性肾损伤，此时患者多存在低血压甚至休克，如果使用利尿剂，会进一步加重血容量不足，使得病情加重。

2. 用利尿剂治疗急性肾损伤的同时不要忘记另一个更加有效的治疗手段——透析。透析是保持体内水电解质平衡最有效的手段。很多患者惧怕透析，担心一旦开始透析就摆脱不了，甚至有些医生也有类似的想法，或者觉得透析治疗太麻烦而情愿选择保守的药物治疗。其实这些想法都

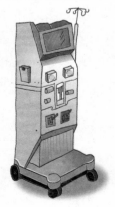
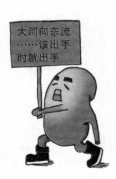

大河向东流……该出手时就出手

是不正确的。急性肾损伤不同于慢性肾衰竭（也就是尿毒症），如果治疗得当，患者完全有可能摆脱透析甚至"痊愈"。打个比方，临床上很常见的横纹肌溶解综合征是急性肾损伤的常见原因之一，这个病常出现在剧烈运动、高热或癫痫之后，其发病机制是上述情况导致肌肉溶解，大量肌红蛋白堵塞肾小管，就像下水道被堵住一样，使肾小球不能正常滤过，患者体内水钠潴留，许多患者死于心力衰竭、肺部感染等并发症。可想而知，由于肾小管被完全堵住了，这种情况下使用利尿剂效果往往不佳，最有效的治疗方案就是及时进行透析，排出过多的水分和毒素，帮助患者渡过难关。如果治疗及时，其肾功能是完全能够恢复的。我们临床上遇到许多患者，由于惧怕透析，错过了最佳干预和治疗的时机，导致患者死于相关并发症，这是非常可惜的。关于透析的方法，临床上最常用的是血液透析或血液滤过，血液滤过对血流动力学的影响较小，比较适合重症或血流动力学不稳定的患者，两种方法都能及时解除患者体内水平衡和电解质平衡失调的状况，挽救患者生命。近些年来，也有研究在急性肾损伤患者中利用腹膜透析进行治疗，取得了很好的效果。总之，若急性肾损伤发生水平衡失调，在药物治疗的同时，应该积极考虑用透析治疗进行干预，从而提高治疗的成功率。

我们应该如何避免急性肾损伤和水平衡失调的发生？

首先，要预防和早期发现急性肾损伤。大家知道，很多急性肾损伤是药物引起的，如氨基糖苷类抗生素、含碘造影剂、重金属制剂、部分肿瘤化疗药物等，特别是老年人及糖尿病、高黏综合征、肾功能不全的患者，应用这些药物应非常谨慎。还有一些原本没有肾毒性的药物，如果没有正确使用，也会引起急性肾损伤。比如临床最常用的肾素-血管紧张素转换酶抑制剂是一类非常有效的治疗高血压的药物，正

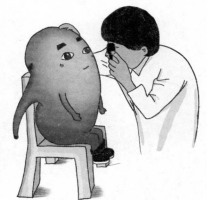

确使用该药还可以起到延缓慢性肾脏病患者肾功能恶化的作用；但是，如果应用在单侧肾动脉狭窄或有效血容量不足的患者，则有可能导致肾缺血加重，甚至产生急性肾损伤。所以，患者一定不要自行乱用药，

任何药物使用前都要问问自己的医生,让医生做出专业的判断。

此外,肾还是一个对缺血非常敏感的脏器,有效灌注对于维持肾功能非常重要,要预防急性肾损伤就一定要避免肾缺血。比如,当严重腹泻、呕吐的时候,需要及时补充液体,同样,在酷暑或发高热等情况下,特别对于老年人和儿童,多喝水是保护肾、避免肾缺血从而避免发生急性肾损伤的最好办法。

所以,避免使用可导致肾损伤的药物以及适当多喝水,可以有效避免急性肾损伤的发生,而当急性肾损伤合并有水钠潴留后,则要限制水和钠盐的摄入。当急性肾损伤出现明显的水平衡和电解质平衡紊乱时,应该积极考虑血液净化治疗,而不应该一味地采用保守的药物治疗。虽然急性肾损伤没有特效治疗药物,但只要合理用药、合理选择治疗方法,仍然能够有效预防

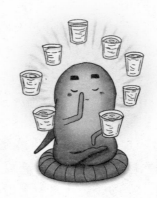

其发生并促使肾功能恢复。在下一节我们将更为全面地分析在急性肾损伤发生后如何促使其恢复。

急性肾损伤的恢复靠什么

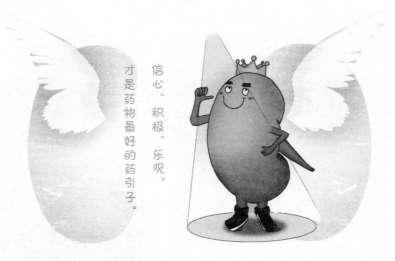

信心、积极、乐观，才是药物最好的药引子。

今年 73 岁的老张是一个"老宁波"。前段时间老友拜访，他特地拿出了自己做的醉虾和醉蟹招待客人。不想当天晚上老张上吐下泻，吃了止泻药也没有好转，人也干瘦了许多。听别人说庆大霉素治疗腹泻效果很好，刚好家里还有以前配的庆大霉素没有吃完，就自己找出来服用了一些。没想到数天后老张尿量明显减少，在家人的催促下，老张到医院就诊，医生诊断为急性肾损伤。幸好医院及时采取了血液透析和支持治疗，他才逐渐恢复健康。可老张心里却一直在嘀咕：自己是吃坏东西拉肚子，怎么会造成肾损伤呢？

其实，造成急性肾损伤的原因有很多。像老张那样，由于严重的呕吐、腹泻，会造成大量的体液丢失（其他原因包括大量出汗、烧伤、过度利尿、大量出血等），体内失水后肾便会处于"缺血"状态，从而造成肾前性的急性肾损伤。此时，如果及时补充丢失的体液，肾损伤将很快得到纠正。但如果像老张那样，既未及时纠正肾缺血，同时又使用了庆大霉素等具有肾毒性的药物，就会造成肾性急性肾损伤。此外，若发生急性尿路梗阻，如结石、严重的前列腺肥大、肠道肿瘤压迫等，则会引起肾后性急性肾损伤。

那么，发生了急性肾损伤，肾功能还能恢复吗？通过及时消除引起急性肾损伤的病因，同时辅以支持及肾替代治疗，大部分患者的肾功能是完全可以恢复的。但由于肾十分"娇贵"，因此，"早"对于急性肾损伤患者肾功能的恢复极其重要。如果不能做到"早发现、早诊断、早治疗"，则急性肾损伤有可能发展为慢性肾脏病，甚至尿毒症，或者危及生命。

在临床实践中我们发现，如果患者多具备一些有关肾脏病的知识，那么有许多急性肾损伤的可逆病因，在患者就医之前就能够得到一定程度的纠正，从而提高治疗成功率，缩短肾功能恢复时间；而在疾病的恢复期，由于病情时常会出现反复，严重时会导致之前的努力付诸东流，所以医患间的配合相当重要。因此，提高患者的认识，让患者积极参与到疾病的治疗过程中是十分关键的。

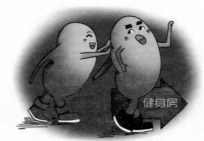

应注意及时纠正诱发急性肾损伤的因素。像我们之前提到的老张，如果在剧烈腹泻刚出现时便有意识地补充水分，可能就不会发生肾损伤了。有研究显示，如果肾缺血的情况能够在 6 小时内得到纠正，那么，急性肾损害是可以逆转的，肾功能也可迅速恢复。这点对于老年人尤其重要。因为进入老年后，身体各个器官的功能逐渐减退，稍有"风吹草动"便会造成器官的功能受损，我们的肾更是如此。当然，年轻人也不能忽视体液丢失所造成的急性肾损伤。现在越来越多的人流行去健身房塑造完美体型，可是如果你在大量出汗之余未能及时补充水分，那也可能引起急性肾损伤。我们解"口渴"，更要解决"体渴"。

说到健身，我们要提醒大家一声，做运动前一定要做好准备活动，运动量要循序渐进。一口气吃不出大胖子，却有可能造成您的肌肉细胞损伤，那些损伤的肌肉细胞在随着尿液排出人体的同时会堵塞肾小管，从而导致急性肾损伤。

此外，由于许多药物，如抗生素、造影剂、化疗药物以及含有木通成分的中药（龙胆泻肝丸、甘露消毒丸等）也会造成肾损伤，所以我们要牢记"是药三分毒"，一定要在医生的指导下用药。像老张那样，已经出现急性肾损伤了，还服用有肾毒性的庆大霉素，真是雪上加霜呀！

有肾结石的患者，平时应多饮水、定期复查 B 超，保持每天饮水 2 000 毫升，促进肾结晶或者小结石排出体外，以避免形成大的结石造成肾后性梗阻，影响肾功能。

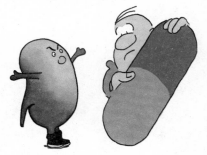

如果已经出现了明显的肾损伤，又该如何恢复肾功能呢？及时就医，在医生指导下进行治疗是必需的。但这些就足够了吗？当然不够。

首先，应该树立战胜病魔的信心，积极配合医生制订的治疗方案。

其次，应减少盐的摄入。若少尿或者无尿，则应该控制饮水量。饮水量根据尿量和补液量来调节，使机体的出入量保持平衡。一般医生都会告诉患者每日的饮水量。这里还要提一下，典型的急性肾小管坏死（最常见的一种急性肾损伤）在少尿期之后有时会出现尿量的突然增加，甚至达到每天 3 000 ~ 4 000 毫升。此时极易再次引起水电解质紊乱。多尿期内患者要注意适当增加水和盐的摄入，同时还要适当增加补液量和纠正电解质紊乱，否则容易出现脱水和低血压，不利于肾功能的康复。

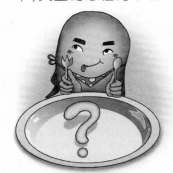

急性肾损伤患者往往会有高钾血症。出现高血钾的原因在于，钾主要由肾排泄，肾功能不全的患者一般都会有高血钾倾向。高血钾的危害性很大，因为高钾会抑制心脏搏动，患者常会出现不同程度的心脏传导阻滞，最严重时心搏会停止。所以，一般急性肾损伤患者出现高血钾趋势的时候，就应予以低钾饮食（少食红色或者深色蔬果，水果中苹果和梨的含钾量相对较低），同时应保证热量的摄入，蛋白质选择应以动物蛋白为主。

为医者分为上、中、下三等，上医应治未病，最及时、最有效的治疗便是预防。所以，我们要记住"求药更要求己"这句话，了解引起急性肾损伤的常见病因,及时纠正体液丢失,切记勿滥用药物,身体异常及早就诊,积极配合治疗。做到这些,我们就能避免急性肾损伤的发生,降低疾病的严重程度,加快肾损伤的恢复。切记,"早发现、早诊断、早干预"是急性肾损伤恢复的关键。

急性肾损伤可以摆脱透析吗

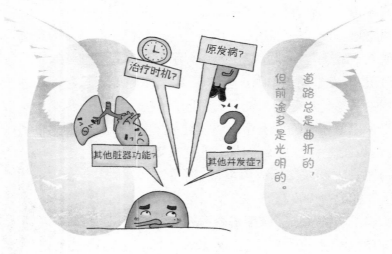

透析,通俗的说法为"人工肾""洗肾",是利用半透膜原理,使用特别配置的透析液,与血液中有害、多余的代谢废物和水分进行交换,并将其移出体外的一种治疗方法。该治疗的主要目的是净化血液、纠正体内电解质紊乱、维持酸碱平衡和内环境稳定,是目前抢救急性肾损伤的重要治疗措施之一。对于慢性肾衰竭患者,当到尿毒症期后,如果无法进行肾移植,则透析是延续生命的必需治疗方法;对于急性肾损伤患者,并非所有患者都须透析治疗,但及时、合理采用透析治疗对提高部分急性肾损伤患者的治疗成功率有重要意义。

大多数患者对于透析治疗比较陌生,而且急诊透析前需要建立透析通路,很容易使患者及其家属产生恐惧感和抗拒感。同时,在透析期间,患者的生活、活动均要受到相对限制,加上透析治疗的费用较高,给患者造成沉重的精神和经济压力,影响了患者的生活质量。与慢性肾衰竭患者不同,急性肾损伤患者理论上肾功能有全部或部分恢复的可能,因此,能否摆脱透析是很多患者及其家属最为关心的问题之一。

那么,急性肾损伤患者到底能否摆脱透析?哪些因素影响了急性肾损伤患者透析后肾功能的恢复?在回答这些问题前,先让我们一起来看几个典型的病例。

病例一:张先生,48岁。近2个月来因工作繁忙,饮食不规律,特别是饮水较少,1周前他感到双侧腰部隐痛,未在意。后疼痛逐渐加重,近2天小便量也少了,人也感到乏力、头晕、食欲缺乏。查肾功能后发现血尿素氮高达24.34毫摩/升,血肌酐652.0微摩/升,腹部平片示"双侧输尿管结石"。经积极血液透析等综合治疗后,张先生病情渐稳定,并成功接受了体外冲击波碎石治疗。术后4小时张先生就能够自主排尿,血尿素氮、肌酐等指标迅速恢复正常,最终治愈出院。

病例二:刘女士,50岁,平时身体素质较好,没有高血压、糖尿病、心脏病等慢性疾病。6天前她受凉后出现腰背部皮疹,并伴有烧灼样疼痛,就诊于地段医院,诊断为"带状疱疹"。在医生指导下,刘女士开始服用阿昔洛韦(一种抗病毒药物)。4天后刘女士逐渐出现恶心、乏力,并感腰部疼痛,小便量也越来越少。查肾功能后发现血尿素氮已经高至14.34毫摩/升,血肌酐高至513.9微摩/升,尿常规中尿蛋白(++),红细胞(+++),诊断为"药物性急性肾损伤"。医生建议刘女士进行血液透析治疗,但刘女士及家人却因为惧怕透析,坚持使用药物保守治疗。5天后刘女士已几乎没有小便,而且呼吸也渐感费力,胸片提示"双侧胸腔积液"。无奈之下刘女士才同意进行透析治疗。1周后刘女士血中的尿素氮、肌酐水平开始逐渐下降,呼吸困难等症状也都得以缓解。但由于错过了最佳透析治疗时机,刘女士

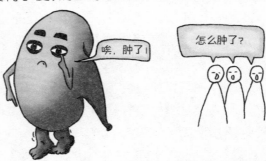

的肾功能没有完全恢复,出院后还要到肾脏病专科门诊随访,长期口服

药物治疗。

病例三：王先生，75 岁，患有原发性高血压 30 余年，糖尿病 10 余年。由于服药不规律，血压、血糖都控制不好。3 年前还患上了糖尿病肾病。近期因确诊"胃癌"住入外科行胃大部切除术。术前查肾功能，示血尿素氮 5 毫摩/升，肌酐 124 微摩/升。由于手术创面大，而且患有多年糖尿病，术后王先生体质非常虚弱，不仅伤口恢复很慢，还出现了严重的肺部感染，甚至一度出现休克，尿量也越来越少。复查肾功能，提示血尿素氮已升至 20.9 毫摩/升，肌酐也已达 660 微摩/升，考虑为"肺部感染、感染性休克、急性肾损伤"，给予抗感染、血液透析等综合治疗后，王先生的肺部感染得到控制，血尿素氮、肌酐等指标也有所下降，但仍高于术前水平。出院后他曾尝试口服药物治疗，但效果较差，最终需要长期进行透析治疗。

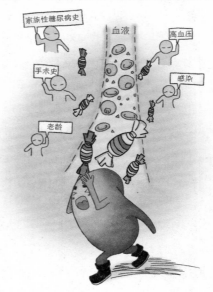

通过对上面 3 个病例的分析，我们可以看出，急性肾损伤患者能否摆脱透析取决于多方面因素，与治疗时机、原发病性质、有无多脏器功能衰竭和并发症、有无基础疾病、年龄等因素有关。其中，治疗时机是决定急性肾损伤预后的关键因素。长期的临床经验证实，如果能够像病例一中的张先生一样做到早期发现、正确治疗，大部分急性肾损伤患者的肾功能完全有可能恢复，并摆脱透析！但是如果像病例二中的刘女士一样，拖延治疗，错过了最佳透析时机，往往会对肾功能造成不可逆损伤，重者就需要长期透析。

原发病的性质也与预后密切相关。急性肾损伤可根据原发病性质分为三大类，即肾前性、肾性、肾后性。其中，对于肾前性和肾后性两类急性肾损伤而言，积极治疗原发病（包括纠正血容量不足、解除尿路梗阻等）对于挽救肾功能至关重要。如果患者能像病例一中的张先生一样，成功治疗原发病，且未出现脏器功能衰竭等严重并发症，经积极、规律透析后肾功能多可恢复正常，大部分患者可摆脱透析；而如果原发病没得到及时、有效的纠正，导致病情不断进展，或像病例三中的王先生一样在病程中并发了感染、休克、多脏器功能衰竭等严重并发症，预后则往往较差，肾功能多恢复较慢或不能恢复，可能需要长期透析。

对于肾性急性肾损伤而言，肾实质病变的性质、范围和严重程度与后期肾功能恢复有密切关系。肾毒性药物（庆大霉素类、造影剂等）所引起的急性肾损伤的病变较局限，如及时进行透析等治疗，肾功能多可恢复正常，摆脱透析。毒物（四氯化碳、汞、砷、毒蕈等）、肾微血管病变（恶性高血压、弥散性血管内凝血等）、免疫异常（急进性肾小球肾炎、重症狼疮性肾炎）、炎症（系统性血管炎）等因素引起的急性肾损伤中肾实质病变范围多较广，透析后肾功能恢复也较慢，脱离透析需要的时间较长，严重者需要长期透析。

近年来，随着我国社会老龄化日趋显著，老年人罹患急性肾损伤的病例逐年增多。这主要是因为老年人肾小球和肾小管功能的生理性减退，自身免疫功能下降，而且多像病例三中的王先生一样合并有心脑血管硬化、高血压、糖尿病、心力衰竭、恶性肿瘤、痛风、前列腺肥大等基础疾病，在药物、感染、免疫异常等多种危险因素综合作用下容易发生急性肾损伤，不仅治疗的效果差，治疗过程中还极易并发多器官功能衰竭、肺部感染、休克等严重并发症，预后多较差。国内外临床资料显示，老年人急性肾损伤后的痊愈率仅有30%左右，而且肾功能得以痊愈的多是那些平时身体素质较好、没有慢性疾病的老年人。大部分患者转归为慢性肾衰竭，约10%的患者须进行长期透析。

总之，急性肾损伤后能否摆脱透析与多方面因素相关，因人因病而异。我们还须认识到，透析是挽救部分急性肾损伤患者肾功能和生命的重要手段，如果能够早期发现、正确治疗，大部分急性肾损伤患者最终完全有机会摆脱透析。惧怕透析而延误治疗只会导致病情恶化。同时我们也希望那些暂时不能摆脱透析的患者不要沮丧，因为透析是一项很成熟的治疗技术，许多透析患者可以长期存活，甚至可以继续工作和学习，况且还有肾移植可以选择。随着医学技术日新月异的发展，我们的肾替代治疗方法必将更加成熟和完善。